实用全科护理

主编

许珍星　廖金花　王　静　范婷婷　李　慎

中国轻工业出版社

图书在版编目（CIP）数据

实用全科护理 / 许珍星等主编. -- 北京 : 中国轻工业出版社 , 2025. 4. -- ISBN 978-7-5184-5339-9

Ⅰ. R47

中国国家版本馆 CIP 数据核字第 2024423YA1 号

责任编辑：程　莹　　责任终审：张乃柬　　设计制作：中文出版集团有限公司

策划编辑：付　佳　　责任校对：朱燕春　　责任监印：张京华

出版发行：中国轻工业出版社（北京鲁谷东街 5 号，邮编：100040）

印　　刷：北京君升印刷有限公司

经　　销：各地新华书店

版　　次：2025 年 4 月第 1 版第 1 次印刷

开　　本：710 × 1000　1/16　印张：12

字　　数：200 千字

书　　号：ISBN 978-7-5184-5339-9　定价：60.00 元

邮购电话：010-85119873

发行电话：010-85119832　010-85119912

网　　址：http://www.chlip.com.cn

Email：club@chlip.com.cn

242303S2X101ZBW

编委会

主　　编　许珍星　江西省九江市中医医院

　　　　　廖金花　九江市第三人民医院

　　　　　王　静　北京市平谷区医院

　　　　　范婷婷　寿光和信医院

　　　　　李　慎　安徽医科大学第一附属医院

副主编　陈　艳　武汉市红十字会医院

　　　　　邓素丹　常州市儿童医院

　　　　　李　毅　中国人民解放军联勤保障部队第九〇〇医院

编　　委　刘建利　徐州医科大学附属医院

CONTENTS 目录

第一章
呼吸系统疾病的护理

第一节　急性气管支气管炎的护理

急性气管支气管炎主要表现为咳嗽、咳痰、喘息等临床症状。对于急性气管支气管炎患者的护理，需要从以下几个方面入手。

一、病情观察与评估

1. 观察咳嗽、咳痰情况：记录咳嗽的频率、性质和严重程度，观察痰液的颜色、量及黏稠度。对于咳痰困难的患者，应及时协助排痰。

2. 观察呼吸状况：注意患者的呼吸频率、深度和节律，以及有无呼吸困难、喘息等症状。如有异常，应及时通知医生处理。

3. 观察体温变化：急性气管支气管炎患者常伴有发热症状，需定时测量体温，观察体温变化。如有高热或持续发热，应采取相应降温措施。

二、环境调整与保持

1. 保持室内空气流通：定期开窗通风，保持室内空气新鲜。避免烟雾、灰尘等刺激性物质的吸入，以减少对呼吸道的刺激。

2. 调节室内温度与湿度：保持室内温度适宜，避免过冷或过热。湿度应保持在 50% ~ 60%，以减轻呼吸道干燥不适感。

3. 减少噪声刺激：保持病房安静，避免噪声干扰，有助于患者休息和恢复。

三、饮食调整与营养支持

1. 饮食宜清淡：选择易消化、营养丰富、清淡的食物，如瘦肉、鱼类、蔬菜、水果等。避免辛辣、油腻食物及其他刺激性食物的摄入。

2. 保证充足的水分摄入：鼓励患者多饮水，有助于稀释痰液，促进痰液排出。

3. 根据病情调整饮食：对于咳嗽剧烈的患者，可采用少食多餐的方式进食，以减少呛咳。

四、呼吸道护理

1. 协助排痰：对于咳痰困难的患者，可采用拍背、雾化吸入等方法协助排痰。拍背时应从背部下方开始，逐渐向上，力度适中。

2. 保持口腔卫生：指导患者定时漱口，保持口腔清洁，减少细菌滋生。对于不能自理的患者，护理人员应协助进行口腔护理。

3. 定期更换体位：协助患者定时翻身、变换体位，有助于减轻其肺部压力，促进痰液排出。

五、用药指导与监督

1. 遵医嘱用药：指导患者遵医嘱用药，确保药物的剂量、用法和使用时间准确无误。

2. 观察用药反应：密切观察患者用药后的反应，如有不良反应，应及时通知医生处理。

3. 提醒患者注意事项：告知患者用药期间的注意事项，如避免与其他药物同时使用、禁用或慎用某些药物等。

六、发热护理与降温措施

1. 物理降温：对于低热患者，可采用物理降温方法，如擦浴、敷冰袋等。擦浴时水温应适宜，避免水温过冷或过热刺激皮肤。

2. 药物降温：对于高热患者，可遵医嘱给予退热药物。同时应观察患者用药后的体温变化，防止体温骤降导致虚脱。

3. 补充水分：发热期间患者易出汗，应及时补充水分，以防脱水。

七、心理支持与情绪疏导

1. 提供心理支持：急性气管支气管炎患者常因咳嗽、呼吸困难等症状而产生焦虑、恐惧等情绪。护理人员应关心患者，给予其心理支持，减轻其心理压力。

2. 疏导不良情绪：通过与患者沟通，了解患者的心理需求，帮助其疏导不良情绪，树立战胜疾病的信心。

3. 介绍放松技巧：向患者介绍深呼吸、冥想等放松技巧，帮助患者缓解焦虑、减轻疼痛。

八、健康教育与预防指导

1. 加强健康教育：向患者及家属介绍急性气管支气管炎的病因、症状、治疗及预防措施等知识，提高其对疾病的认知和重视程度。

2. 告知预防措施：告知患者避免接触刺激性物质、保持室内空气流通、加强锻炼等预防措施，以降低疾病复发的风险。

3. 定期随访与复查：定期对患者进行随访，以便及时了解病情变化和治疗效果。对于病情较重的患者，应根据医生建议进行复查。

第二节　急性上呼吸道感染的护理

一、病情观察与评估

急性上呼吸道感染患者可能出现发热、咳嗽、流涕、喉痛、全身乏力等症状。护理人员应密切观察患者的病情变化，定时监测体温、脉搏、呼吸等生命体征，并详细记录。同时，还需评估患者的呼吸状况，如是否有呼吸困难、呼吸急促等症状，以便及时发现并处理可能出现的严重并发症。

二、环境调整与保持

为了给急性上呼吸道感染患者创造一个舒适的治疗环境，护理人员需调整病房的温度和湿度，确保空气流通。一般建议室温保持在 22℃左右，湿度保持在 50% ~ 60%。同时，应定期开窗通风，保持室内空气新鲜，减少病菌滋生。但需注意避免让患者直接吹风，以免加重病情。

三、饮食调整与营养支持

急性上呼吸道感染期间，患者往往食欲不振，护理人员应根据患者的具体情况为其调整饮食。建议选择清淡、易消化、营养丰富的食物，如稀饭、面条、水果等。同时，应鼓励患者多饮水，保持口腔湿润，缓解喉痛和咳嗽症状。对于吞咽困难的患者，可采取少食多餐的方式，避免进食过快或过多引起呛咳。

四、用药指导与监督

急性上呼吸道感染的治疗通常需要用到解热镇痛药、抗病毒药、止咳药等药物。护理人员应严格遵医嘱为患者用药，确保药物的剂量、用法和使用时间准确无误。同时，需密切观察患者用药后的反应，如有不良反应，应及时通知医生处理。此外，护理人员还需告知患者药物的作用、不良反应及用药注意事项，提高患者的用药安全意识。

五、休息与活动指导

在急性上呼吸道感染的治疗期间，充足的休息对于患者的康复至关重要。护理人员应指导患者合理安排作息时间，保证睡眠充足。对于病情较重的患者，可适当延长卧床休息时间。同时，在病情允许的情况下，鼓励患者进行适当的活动，如散步、打太极拳等，以增强身体素质，促进康复。但需注意避免剧烈运动，以免加重病情。

六、心理支持与情绪疏导

急性上呼吸道感染患者往往因身体不适而产生焦虑、烦躁等情绪。护理人员应关心患者，了解患者的心理需求，给予其心理支持。通过沟通、倾听、安慰等方式，可帮助患者缓解焦虑情绪，树立战胜疾病的信心。同时，可以向患者介绍一些放松技巧，如深呼吸、冥想等，以减轻其身心压力。

七、健康教育与预防指导

对患者及家属进行健康教育是预防急性上呼吸道感染的重要措施。护理人员应向患者及家属普及急性上呼吸道感染的病因、传播途径、预防方法等知识，使患者认识到保持个人卫生、增强体质、避免接触传染源等对于预防疾病的重要性。同时，应提醒患者在疾病高发季节注意加强防护，如佩戴口罩、勤洗手等。

八、并发症预防与处理

急性上呼吸道感染患者可能出现一些并发症，如肺炎、中耳炎等。护理人员应密切观察患者的病情变化，如有异常应及时通知医生处理。对于已经出现并发症的患者，需根据具体病情制订相应的护理计划，积极协助医生进行治疗。同时，应向患者及家属普及并发症的相关知识，使其能够正确认识和处理可能出现的并发症。

第三节　支气管扩张的护理

一、病情观察与评估

支气管扩张表现为支气管管壁组织慢性增厚和管腔持久扩张。在护理过程中，病情观察与评估是首要任务。护理人员应密切观察患者的咳嗽、咳痰、呼吸困难等临床表现，评估病情的严重程度及进展趋势。同时，应关注患者的体温、脉搏、呼吸等生命体征，以及有无咯血、胸痛等并发症状，为制订个性化的护理计划提供依据。

二、日常生活护理

在日常生活护理方面，护理人员应指导患者保持室内空气流通，避免烟雾、粉尘等刺激性物质的吸入。保持床铺整洁，定期更换床单、被罩等物品，以减少病菌滋生。此外，应提醒患者注意个人卫生，勤洗澡、洗头，保持皮肤清洁干燥。对于行动不便的患者，护理人员应协助其进行日常生活活动，如穿衣、洗漱等。

三、呼吸道管理

护理人员应指导患者掌握正确的咳嗽技巧，以促进痰液排出。对于痰液黏稠不易咳出的患者，可采用雾化吸入、拍背等方法协助排痰。同时，应密切关注患者的呼吸状况，如出现呼吸困难、喘息等症状，应及时通知医生处理。

四、饮食调整与营养支持

护理人员应根据患者的营养状况和需求，制订个性化的饮食计划。建议患者多食用富含蛋白质、维生素和矿物质的食物，如瘦肉、鱼类、蔬菜、水果等。同时，应避免辛辣、油腻食物及其他刺激性食物的摄入，以免加重呼吸道症状。

五、心理支持与情绪疏导

支气管扩张患者常因长期咳嗽、咳痰等症状而产生焦虑、抑郁等情绪。护理人员应关注患者的心理状态，给予其心理支持。通过倾听、安慰、鼓励等方式，可帮助患者缓解心理压力，树立战胜疾病的信心。同时，可以指导患者采用深呼吸、冥想等放松技巧减轻身心压力，提高生活质量。

六、用药指导与监督

支气管扩张患者通常需要长期的药物治疗以控制症状、预防感染。护理人员应遵医嘱为患者准确、按时给药，并密切观察药物疗效及不良反应。对于使用抗生素的患者，应注意观察有无过敏反应、肠道菌群失调等不良反应。同时，应提醒患者切勿自行停药或更改药物剂量，以免影响治疗效果。

七、康复锻炼与预防指导

康复锻炼对于支气管扩张患者的康复具有重要意义。护理人员应根据患者的身体状况和耐受程度，为其制订合适的锻炼计划，并指导患者进行适当的呼吸锻炼、肌肉锻炼和有氧运动，以帮助患者增强呼吸肌功能、改善肺功能和提高身体素质。同时，应向患者普及预防知识，提醒患者远离受凉、感冒等诱发因素，保持健康的生活方式。

八、定期复查与随访

定期复查与随访是确保支气管扩张患者病情稳定、预防复发的重要措施。护理人员应提醒患者定期到医院进行复查，包括进行肺功能检查、影像学检查等，以评估病情变化和治疗效果。同时，应建立患者随访档案，定期进行电话随访或门诊随访，了解患者的病情、用药情况及心理状态，提供针对性的指导和建议。

第四节　肺炎链球菌肺炎的护理

肺炎链球菌肺炎主要由肺炎链球菌感染引起。对于肺炎链球菌肺炎患者的护理，需要从以下几个方面入手。

一、环境调整与保持

创造一个清新、舒适的住院环境对于肺炎链球菌肺炎患者的护理至关重要。要确保病房空气流通，定期开窗通风，保持室内空气新鲜。同时，应定期做清洁和消毒，减少室内灰尘和细菌滋生。此外，应避免让患者接触烟雾、有害气体等刺激性物质，以免加重呼吸道症状。

二、饮食调整与营养支持

肺炎链球菌肺炎患者在饮食上应以清淡、易消化、营养丰富的食物为主。建议多食用新鲜蔬菜、水果、瘦肉、鱼类等富含蛋白质和维生素的食物，以增强身体抵抗力。同时，应避免辛辣、油腻食物及其他刺激性食物的摄入，以免刺激呼吸道黏膜，加重病情。

三、休息与活动指导

充足的休息有助于肺炎链球菌肺炎患者的身体恢复。护理人员应协助患者合理安排作息时间，保证睡眠充足。对于病情较重的患者，可适当延长卧床休息时间，以减少体力消耗。同时，鼓励患者进行适当的活动，如散步等，以促进身体恢复。

四、病情观察与评估

在护理过程中，护理人员应密切监测患者的生命体征，包括体温、脉搏、呼吸、血压等。如发现异常，应及时通知医生处理。此外，还需观察患者有无咳嗽、咳痰、呼吸困难等症状，以便及时调整护理方案。

五、用药指导与监督

肺炎链球菌肺炎的治疗通常需要使用抗生素等药物。护理人员应遵医嘱为患者准确、按时给药，并密切观察药物疗效及不良反应。同时，应告知患者药物的作用、用法及注意事项，确保患者能够正确使用药物。

六、心理支持与情绪疏导

肺炎链球菌肺炎患者因病情较重、治疗时间长等，容易出现焦虑、恐惧等心理问题。护理人员应主动与患者沟通，了解其心理需求，给予其心理支持。通过讲解病情、治疗方案及预后情况，可帮助患者树立战胜疾病的信心，减轻心理压力。

七、呼吸困难的处理

肺炎链球菌肺炎患者可能会出现呼吸困难等症状。护理人员应密切观察患者的呼吸状况，如发现患者呼吸困难加重，应及时采取吸氧、协助排痰等措施。同时，应告知患者呼吸困难的原因及缓解方法，使其能够积极配合治疗。

八、定期复查与随访

肺炎链球菌肺炎患者在康复期需要定期复查，以了解病情变化。护理人员应提醒患者按时到医院进行复查，并告知复查的注意事项。同时，应建立患者随访档案，定期进行电话随访或门诊随访，了解患者的病情变化和用药情况，提供必要的指导和建议。

第五节 病毒性肺炎的护理

病毒性肺炎是由病毒引起的肺部炎症，常表现为发热、咳嗽、呼吸困难等症状。对于病毒性肺炎患者的护理，需要从以下几个方面入手。

一、病情观察与记录

护理人员应密切观察患者的体温、脉搏、呼吸、血压等生命体征，以及咳嗽、咳痰、呼吸困难等呼吸道症状的变化。同时，应注意患者有无出现新的症状或并发症，如胸痛、咯血等。对于观察到的病情变化，护理人员应及时记录并通知医生，以便医生根据病情调整治疗方案。

二、环境调整与保持

为了给患者创造一个舒适、安全的治疗环境，护理人员需要对病房环境进行调整和消毒。首先，保持病房内空气清新，定期开窗通风，避免空气污浊。其次，保持病房内温度适宜，避免患者因受凉而病情加重。此外，定期对病房进行清洁和消毒，以减少病菌滋生和传播的风险。

三、呼吸道护理

护理人员应指导患者掌握正确的咳嗽和排痰方法，以促进痰液排出，保持呼吸道通畅。对于痰液黏稠不易咳出的患者，可采用雾化吸入等方法协助排痰。同时，应密切观察患者的呼吸状况，如出现呼吸困难、呼吸急促等症状，应及时采取措施缓解。

四、用药指导与监督

病毒性肺炎的治疗通常需要使用抗病毒药物、解热镇痛药物等。护理人员应遵医嘱为患者准确、按时给药，并密切观察药物疗效及不良反应。对于使用抗病毒药物的患者，应注意观察有无过敏反应、肝肾功能受损等不良反应。同时，应告知患者药物的作用、用法及注意事项，提高患者的用药安全意识。

五、饮食调整与营养支持

病毒性肺炎患者由于食欲不振、消耗增加等，容易出现营养不良。因此，饮食调整与营养支持在护理过程中显得尤为重要。护理人员应根据患者的营养状况和饮食喜好，制订个性化的饮食计划。建议患者多食用富含蛋白质、维生素和矿物质的食物，如瘦肉、鱼类、蔬菜、水果等。同时，应避免辛辣、油腻食物及其他刺激性食物的摄入，以免加重呼吸道症状。

六、心理支持与情绪疏导

病毒性肺炎患者由于病情较重、治疗时间长等，容易出现焦虑、恐惧等心理问题。护理人员应关注患者的心理变化，主动与其沟通交流，了解其心理需求，并给予其心理支持。通过讲解疾病知识、介绍治疗方案和预后情况等方式，可帮助患者树立战胜疾病的信心，减轻心理负担。

七、健康教育与预防指导

在病毒性肺炎患者的护理过程中，健康教育与预防指导同样重要。护理人员应向患者及家属普及病毒性肺炎的病因、传播途径、预防措施等知识，使其认识到预防疾病的重要性。同时，应指导患者养成良好的生活习惯，如勤洗手、戴口罩、避免去人群密集场所等，以降低感染风险。此外，对于已感染者，应指导家属做好隔离和家庭护理，防止病毒传播。

第六节　支气管哮喘的护理

支气管哮喘的主要特征是气道慢性炎症、气道高反应性和可逆性气流受限。对于支气管哮喘患者的护理，需要从以下几个方面入手。

一、病情观察与评估

护理人员应密切观察患者的呼吸频率、深度、节律及是否有喘息、咳嗽、胸闷等症状；同时，评估患者的意识状态、呼吸音及有无呼吸困难等体征。对于严重哮喘患者，还需监测心率、血压等生命体征的变化。此外，了解患者的过敏史、用药史等信息，有助于制订个性化的护理计划。

二、呼吸道护理

首先，要使患者保持呼吸道通畅，应协助患者排痰，可采用拍背、雾化吸入等方法。对于痰液黏稠不易咳出的患者，可遵医嘱给予祛痰药物。其次，应保持室内空气新鲜，避免患者吸入刺激性气体和烟尘。此外，应指导使用吸入药物的患者正确使用吸入装置，确保药物有效吸入。

三、用药指导与监督

支气管哮喘患者的治疗通常需要使用多种药物，包括抗炎药物、支气管舒张剂等。护理人员应严格遵医嘱为患者发放药物，并告知患者药物的名称、作用、用法及注意事项。同时，应密切观察药物的疗效及不良反应，如有异常应及时通知医生处理。对于使用吸入药物的患者，需指导其学会正确的吸入方法，确保药物有效到达病变部位。

四、环境调整与保持

为支气管哮喘患者创造一个舒适的环境，有助于其休息和康复。护理人员应确保病房内温度适宜、光线柔和、空气新鲜。同时，减少病房内的噪声等干扰因素，为患者提供一个安静、舒适的治疗环境。

五、饮食调整与营养支持

护理人员应根据患者的营养需求和饮食习惯，制订个性化的饮食计划。建议患者多食用富含蛋白质、维生素和矿物质的食物，如瘦肉、鱼类、蔬菜、水果等。同时，应避免辛辣、油腻食物及其他刺激性食物的摄入，以免加重呼吸道症状。此外，保持充足的水分摄入，有助于稀释痰液，促进痰液排出。

六、心理支持与情绪疏导

支气管哮喘患者由于疾病反复发作、生活质量下降等，容易出现焦虑、抑郁等心理问题。护理人员应关注患者的心理变化，主动与其沟通交流，了解其心理需求，并给予心理支持。通过讲解疾病知识、介绍治疗方案和预后情况等方式，可帮助患者树立战胜疾病的信心，减轻心理负担。同时，应鼓励患者参加社交活动、进行适当的运动锻炼，以提高其生活质量。

七、健康教育与预防指导

护理人员应向患者及家属普及支气管哮喘的病因、发病机制、临床表现、治疗方法、预防措施等知识，使其对疾病有正确认知。同时，应指导患者正确使用吸入装置、远离诱发因素、保持良好的生活习惯等，以减少哮喘发作的次数。此外，对于已感染的患者，应指导家属做好隔离和家庭护理，防止病菌传播。

八、急性发作应对

在支气管哮喘急性发作时，护理人员应迅速采取措施，缓解患者的症状。首先，要保持患者呼吸道通畅，协助患者排痰，并给予吸氧治疗。同时，应遵医嘱给予支气管舒张剂、抗炎药物等，以缓解气道炎症和痉挛。对于严重呼吸困难的患者，应及时通知医生进行紧急处理。在支气管哮喘急性发作期间，还需密切观察患者的病情变化和用药反应，及时调整护理方案。

第七节　慢性支气管炎的护理

慢性支气管炎是一种长期、反复的呼吸道疾病，以咳嗽、咳痰为主要症状，严重影响患者的生活质量。对于慢性支气管炎患者的护理，需要从以下几个方面入手。

一、病情观察与记录

护理人员应密切观察患者的咳嗽、咳痰、呼吸困难等症状，以及体温、脉搏、呼吸等生命体征的变化。同时，应记录患者痰液的颜色、量及性质，以便及时发现病情变化。

二、呼吸道护理

首先，要使患者保持呼吸道通畅，应协助患者排痰。对于痰液黏稠不易咳出的患者，可采用雾化吸入、拍背等方法促进痰液排出。其次，应指导患者正确咳嗽，避免用力过度导致气道损伤。此外，应保持室内空气流通，避免患者吸入烟尘、刺激性气体等，以减少对呼吸道的刺激。

三、饮食调整与营养支持

护理人员应根据患者的营养需求和消化能力，制订个性化的饮食计划。建议患者多食用富含蛋白质、维生素和矿物质的食物，如瘦肉、鱼类、蔬菜、水果等，以增强机体抵抗力。同时，应避免辛辣、油腻食物及其他刺激性食物的摄入，以免加重呼吸道症状。此外，保持充足的水分摄入，有助于稀释痰液，促进痰液排出。

四、生活环境与作息

为慢性支气管炎患者创造一个良好的生活环境，有助于缓解病情和提高生活质量。护理人员应指导患者保持室内空气清新，定期开窗通风，避免烟尘、烟雾等污染物的吸入。同时，应保持适宜的温度和湿度，避免寒冷、干燥等环境对呼吸道产生刺激。在作息方面，建议患者保持规律的生活作息，避免过度劳累和熬夜，保证睡眠充足。此外，适当进行有氧运动，如散步、慢跑等，有助于改善心肺功能，增强机体抵抗力。

五、用药指导与监督

慢性支气管炎患者需要长期、规范地使用药物。护理人员应严格遵医嘱为患者发放药物，并告知患者药物的名称、作用、用法及注意事项；同时，应密切观察药物的疗效及不良反应，如有异常应及时通知医生处理。对于使用吸入剂的患者，需指导其学会正确的吸入方法，确保药物有效到达病变部位。此外，应定期提醒患者进行复查，以便医生根据病情调整治疗方案。

六、心理支持与情绪疏导

慢性支气管炎患者由于长期受疾病困扰，容易出现焦虑、抑郁等心理问题。护理人员应关注患者的心理状态，主动与其沟通交流，了解其心理需求，并给予心理支持。向患者讲解疾病的性质、治疗方法和预后情况，可帮助患者树立战胜疾病的信心。对于情绪波动较大的患者，可请心理医生进行专业心理疏导，以减轻患者的心理负担。

七、健康教育与预防指导

护理人员应向患者及家属普及慢性支气管炎的病因、发病机制、临床表现、治疗方法及预防措施等知识，使其对疾病有正确认知。同时，应指导患者养成良好的生活习惯，如戒烟、避免吸入有害气体、加强锻炼等，以降低疾病复发的风险。此外，应指导患者学会自我监测病情的方法，如观察痰液颜色、量及性质的变化，使其可以及时发现病情变化并就医。

第八节　肺脓肿的护理

肺脓肿是一种肺部疾病，是由一种或多种病原体所引起的肺组织化脓性病变。对于肺脓肿患者的护理，护理人员需要从多方面进行照顾，确保患者能够得到良好的治疗效果。

一、疾病认知与教育

首先，护理人员需要向患者及家属普及肺脓肿的基本知识，包括病因、临床表现、治疗方案、可能出现的并发症等。这有助于患者及家属更好地了解疾病，增强治疗的信心。同时，护理人员还应指导患者及家属识别疾病的早期症状，以便及时就医。

二、呼吸道护理

护理人员要使患者呼吸道保持通畅，及时清除患者呼吸道分泌物，避免其窒息。对于痰液黏稠的患者，可采用雾化吸入、拍背等方法促进痰液排出。此外，护理人员还应指导患者进行有效咳嗽，避免其用力过度导致呼吸道损伤。

三、疼痛管理与舒适护理

肺脓肿患者可能伴有胸痛、呼吸困难等症状，这些症状会严重影响患者的舒适度。护理人员需要根据患者的疼痛程度，采取相应的疼痛管理措施，如用药物镇痛、采用物理疗法等。同时，护理人员还应关注患者的体位舒适度，协助患者调整到合适的体位，以减轻不适感。

四、饮食调整与营养支持

肺脓肿患者的营养状况对身体的恢复具有重要影响。护理人员需要根据患者的营养需求和消化能力，制订个性化的饮食计划。建议患者多食用富含蛋白质、维生素和矿物质的食物，如瘦肉、鱼类、蔬菜、水果等。同时，应避免辛辣、油腻食物及其他刺激性食物的摄入，以免加重呼吸道症状。

五、用药指导与监督

肺脓肿患者需要使用抗生素、祛痰药等药物进行治疗。护理人员需要向患者及家属详细介绍药物的名称、用法、用量及可能出现的不良反应，并提醒患者按时服药。同时，护理人员还应密切观察患者的病情变化，如体温、咳嗽、咳痰等症状的变化，以及药物的疗效和不良反应，及时调整治疗方案。

六、心理支持与情绪疏导

护理人员需要关注患者的心理变化，主动与其沟通交流，了解其心理需求，并给予心理支持。同时，护理人员可以向患者介绍成功治疗的案例，增强其战胜疾病的信心。对于情绪波动较大的患者，可以请专业心理医生进行心理疏导，帮助患者恢复良好的心态。

七、并发症预防与处理

肺脓肿患者可能出现多种并发症，如呼吸衰竭、败血症等。护理人员需要密切关注患者的病情变化，及时发现并处理并发症。如果患者可能出现呼吸衰竭，应备好抢救设备，如呼吸机等，以便及时采取抢救措施。同时，护理人员还应向患者及家属讲解并发症的预防措施，如保持呼吸道通畅、合理饮食等。

八、出院指导与随访

在患者出院前，护理人员需要对其进行详细的出院指导，包括饮食、用药、休息、锻炼等方面的注意事项。同时，护理人员还要告知患者及家属如何观察病情变化，以及出现哪些症状时需要及时就医。此外，护理人员还应制订随访计划，定期对患者进行电话随访或门诊随访，了解患者的康复情况，并根据需要调整护理方案。

第九节　胸膜炎的护理

胸膜炎，又称肋膜炎，是指胸膜受到病毒或细菌等致病因素刺激而发生的炎症。胸膜是覆盖在肺和胸壁内侧的一层薄膜，具有保护肺脏和润滑的作用。

当胸膜发生炎症时，患者常出现胸痛、咳嗽、呼吸困难等症状，严重影响生活质量。

胸膜炎的病因多种多样，主要有：①感染：细菌、病毒、真菌等微生物感染是胸膜炎的常见原因，如肺炎、肺结核等疾病的并发症；②自身免疫性疾病：某些自身免疫性疾病，如系统性红斑狼疮、类风湿性关节炎等，也可能引起胸膜炎。

对于胸膜炎患者的护理，需要从以下几个方面入手。

一、病情观察与评估

1. 胸痛：患者常表现为持续性或阵发性的胸痛，疼痛程度因人而异。护理时应密切观察疼痛的部位、性质、持续时间及加重因素，以便及时采取针对性的护理措施。

2. 咳嗽：胸膜炎患者常伴有咳嗽症状，护理时应关注咳嗽的频率、咳痰的性质及颜色，以便判断病情发展及治疗效果。

3. 呼吸困难：随着病情加重，患者可能出现呼吸困难的症状。护理时应密切观察患者的呼吸频率、深度及节奏，如有异常应及时报告医生。

4. 发热：感染性胸膜炎患者常伴有发热症状，护理时应定时监测体温，并根据体温变化调整护理措施。

此外，还需关注患者的精神状态、食欲、睡眠质量等，以便全面评估患者的病情及治疗效果。

二、日常护理与注意事项

1. 保持环境舒适：为患者提供安静、整洁、舒适的环境，保持室内温度和湿度适宜，减少不良刺激，有助于患者休息和康复。

2. 体位护理：根据患者病情和舒适度，协助患者采取合适的体位，如半卧位或患侧卧位，以减轻胸痛和呼吸困难的症状。

3. 呼吸道护理：鼓励患者进行有效咳嗽和深呼吸，以排出呼吸道分泌物，保持呼吸道通畅。定期为患者翻身、拍背，必要时使用吸痰器等辅助措施。

4. 皮肤护理：使患者皮肤保持清洁干燥，定期更换床单、被罩，防止压疮和感染的发生。

此外，还需注意以下几点：①避免剧烈运动和过度劳累，以免加重病情；②遵医嘱按时服药，不得随意增减剂量或停药；③如发热、咳嗽、胸痛等症状加重或出现其他新症状，应及时寻求医生帮助。

三、饮食调整与营养支持

1. 合理搭配饮食：患者应选择富含蛋白质、维生素和矿物质的食物，如瘦肉、鱼类、豆类、新鲜蔬果等。同时，应注意食物的多样性和均衡性，以满足身体的营养需求。

2. 清淡饮食：避免食用油腻、辛辣食物及其他刺激性食物，以免加重胃肠道负担，影响病情。

3. 多喝水：多喝水有助于稀释痰液，促进排痰。同时，保持充足的水分摄入也有助于维持身体的正常代谢。

在营养支持方面，应根据患者的具体情况制订个性化的饮食计划。对于营养不良或存在特殊饮食需求的患者，可以向营养师咨询，以确保患者获得足够的营养支持。

四、心理支持与情绪疏导

胸膜炎患者由于疾病带来的疼痛和不适，往往容易产生焦虑、恐惧等负面情绪。因此，心理支持与情绪疏导在护理过程中显得尤为重要。

首先，护理人员应主动与患者进行沟通，了解患者的心理需求和困惑，耐心解答患者的问题，帮助患者建立对疾病的正确认知。同时，可以通过讲解成功案例、分享康复经验等方式，增强患者战胜疾病的信心和勇气。

其次，社会支持也是患者康复过程中不可或缺的力量。护理人员应鼓励患者与家人和朋友保持联系，分享彼此的经历和感受。此外，可以引导患者参加一些社交活动，扩大社交圈子，增加社会支持。

最后，对于存在严重心理障碍的患者，应及时请心理医生进行干预和治疗，以确保患者的心理健康。

五、药物治疗与护理配合

胸膜炎的治疗通常包括药物治疗和护理配合。在药物治疗方面，患者需遵医嘱按时服药，不得随意增减剂量或停药。护理人员应密切观察患者的用药情况，如有不良反应或病情变化，应及时报告医生并调整治疗方案。

在护理配合方面，护理人员应根据患者的病情和使用的药物种类，采取相应的护理措施。例如，对于使用抗生素的患者，应注意观察药物疗效和不良反应；对于使用止痛药的患者，应注意观察疼痛缓解情况和药物的不良反应。此外，还应加强对患者的生活护理，如定期为患者翻身、拍背、排痰等，以促进患者康复。

六、并发症预防与处理

（一）肺不张与肺部感染

胸膜炎可能导致胸廓活动受限和疼痛，使患者不愿咳嗽或深呼吸，从而引发肺不张和肺部感染。为预防这些并发症，护理人员应鼓励患者进行深呼吸和有效咳嗽，以促进肺扩张和痰液排出。同时，应定期为患者翻身、拍背，确保其呼吸道畅通。对于痰液黏稠难以排出的患者，可考虑使用化痰药物或进行雾化治疗。

（二）胸腔积液与脓胸

胸腔积液是胸膜炎的常见并发症，大量积液可能压迫肺组织，影响呼吸功能。护理人员应密切关注患者的病情变化，如发现呼吸困难、胸痛加重等症状，应及时报告医生，进行胸腔穿刺抽液或引流。要注意保持引流管的通畅和清洁，防止感染。脓胸是胸腔积液的严重并发症，一旦发生，应立即进行抗感染治疗，必要时进行手术治疗。

（三）胸膜肥厚与粘连

胸膜炎反复发作或治疗不当可能导致胸膜肥厚与粘连，影响肺功能。为预防这一并发症，护理人员应指导患者进行适当的呼吸锻炼和胸部运动，以促进胸膜腔的扩张和肺功能的恢复。同时，定期为患者进行胸部按摩和理疗，有助于缓解胸膜肥厚与粘连的症状。

（四）心血管系统并发症

部分胸膜炎患者可能并发心血管系统疾病，如心包炎、心肌炎等。护理人员应密切关注患者的心率、血压等生命体征，如发现异常，应及时报告医生进行处理。同时，应加强对患者的心脏健康教育，提高患者对自身病情的认知和重视程度。

在处理并发症时，护理人员需与医生密切合作，根据患者的具体情况制订个性化的治疗方案和护理措施。同时，应对患者进行心理疏导和情感关怀，帮助其树立战胜疾病的信心，使其积极配合治疗和护理工作。

七、康复期护理与指导

（一）康复锻炼指导

随着病情的改善，护理人员应指导患者进行适当的康复锻炼。康复锻炼旨在增强呼吸肌力量，提高肺功能，预防胸膜肥厚与粘连等并发症。锻炼内容有深呼吸练习、扩胸运动、步行等，具体锻炼方式应根据患者的年龄、体质和病情来选择。

（二）生活方式调整

在康复期，患者应保持良好的生活习惯和饮食习惯。建议患者戒烟限酒，避免过度劳累和熬夜，保证睡眠充足。同时，饮食应以清淡、易消化、营养丰富的食物为主，避免食用油腻、辛辣食物及其他刺激性食物。

（三）病情监测与复查

处在康复期并不意味着疾病完全治愈，患者仍需定期到医院进行病情监测。护理人员应告知患者复查的重要性，并提醒患者按时复查。复查内容包括胸部X线、CT等影像学检查以及血常规、肝肾功能等实验室检查。按时复查可以让医生及时了解患者的病情变化，调整治疗方案。

（四）心理调适与健康教育

胸膜炎的康复过程可能较长，患者容易出现焦虑、抑郁等负面情绪。护理人员应帮助患者进行心理调适，鼓励患者保持积极乐观的心态，树立战胜疾病的信心。同时，应加强对患者的健康教育，提高患者对胸膜炎的认知和预防意识，减少疾病的复发风险。

第十节　肺结核的护理

肺结核是一种由结核分枝杆菌引起的慢性传染病，主要影响人体的肺部。对于肺结核患者的护理，需要从以下几个方面入手。

一、病情观察与评估

护理人员应密切观察患者的咳嗽、咳痰、呼吸困难、发热等症状，并评估其严重程度及变化趋势。同时，应注意观察患者是否有胸痛、咯血等严重症状，以及是否出现意识模糊、呼吸困难等紧急状况，以便及时采取相应措施。此外，护理人员还应评估患者的营养状况、心理状态等，为制订个性化的护理计划提供依据。

二、呼吸道护理

护理人员应使患者呼吸道保持通畅，及时清除其呼吸道分泌物，避免其窒息和感染。对于痰液黏稠不易咳出的患者，可采用雾化吸入、拍背等方法促进痰液排出。同时，护理人员应指导患者进行深呼吸和有效咳嗽，以帮助排痰。此外，保持室内空气流通、减少污染物的吸入也是呼吸道护理的重要方面。

三、用药指导与监督

肺结核患者需要长期使用抗结核药物进行治疗。护理人员应严格遵医嘱为患者发放药物，并告知患者药物的名称、作用、用法及注意事项。同时，护理人员应监督患者按时服药，确保药物剂量准确、用药时间合理。在药物使用过程中，护理人员应密切观察药物的疗效及不良反应，如有异常应及时通知医生处理。对于出现药物不良反应的患者，护理人员应协助医生调整治疗方案，以减轻患者的痛苦。

四、饮食调整与营养支持

肺结核患者由于长期咳嗽、咳痰等，容易导致营养消耗增加，出现营养不良。因此，饮食调整与营养支持在肺结核患者的护理中具有重要意义。护理人员应根据患者的营养需求和消化能力，制订个性化的饮食计划。建议患者多食用富含蛋白质、维生素和矿物质的食物，如瘦肉、鱼类、蛋类、奶制品、新鲜蔬果等。同时，鼓励患者少食多餐，避免过饱过饥，以减轻胃肠道负担。此外，保持充足的水分摄入有助于稀释痰液，促进痰液排出。

五、生活作息与活动指导

合理的生活作息对于肺结核患者的康复至关重要。护理人员应指导患者保持良好的生活作息，保证睡眠充足。可以根据患者的体力状况，合理安排活动和休息时间，避免过度劳累。对于病情较重的患者，可适当延长卧床休息时间，以减少体力消耗。在康复期间，护理人员可指导患者进行适当的运动，如做呼吸操、散步等，以提高其心肺功能，增强其抵抗力。

六、心理支持与情绪疏导

肺结核患者由于长期受疾病困扰，容易出现焦虑、抑郁等心理问题。护理人员应关注患者的心理状态，主动与其沟通交流，了解其心理需求，并给予心理支持。同时，可向患者讲解疾病的性质、治疗方法和预后情况，帮助患者树立战胜疾病的信心。对于情绪波动较大的患者，可请心理医生进行专业心理疏导，以减轻患者的心理负担。

七、健康教育与预防指导

护理人员应向患者及家属普及肺结核的病因、传播途径、临床表现、治疗方法、预防措施等知识，使其对疾病有正确认知。同时，应指导患者及家属注意个人卫生，保持室内空气流通，减少结核分枝杆菌的传播。对于已感染的患者，应告知其按时服药、定期复查的重要性，并提醒其注意可能出现的并发症。

八、出院指导与随访

在患者出院前，护理人员应对其进行详细的出院指导，包括药物使用方法、饮食注意事项、休息与活动安排等的指导。同时，应告知患者及家属如何观察病情变化，如出现咳嗽、咳痰加重、发热等症状，应及时就医。此外，护理人员还应与患者建立联系方式，定期进行电话随访或门诊随访，了解患者的康复情况，并根据需要调整护理方案。

第十一节　气胸的护理

气胸，即胸膜腔内积气，多因肺部疾病或外力影响使肺组织和脏层胸膜破裂，或靠近肺表面的细微气肿泡破裂，肺和支气管内空气逸入胸膜腔所致。根据气胸的发病原因和病理变化，可分为闭合性气胸、开放性气胸和张力性气胸三类。每种类型的气胸都有其独特的临床表现和治疗方案，因此，对气胸患者进行护理时，需根据具体类型制订个性化的护理计划。

一、病情观察与评估

首先，应关注患者的呼吸状况，包括呼吸频率、呼吸深度和呼吸困难程度。其次，应观察患者有无胸痛、胸闷、咳嗽等症状，以及这些症状的变化情况。此外，还需监测患者的生命体征，如体温、脉搏、血压等，以及与气胸相关的体征，如皮下气肿、气管移位等。如有异常，应及时通知医生进行处理。

二、呼吸道管理

首先，应使患者呼吸道保持通畅，协助患者排痰，避免痰液阻塞呼吸道。对于呼吸困难的患者，可给予吸氧治疗，以改善缺氧症状。此外，护理人员还应指导患者进行深呼吸和有效咳嗽，以促进肺部复张和肺功能恢复。同时，应注意保持室内环境清洁，减少空气污染，避免呼吸道感染。

三、疼痛护理

气胸患者常伴有胸痛症状，疼痛程度因人而异。对于疼痛较轻的患者，可通过心理安慰、转移注意力等方式缓解疼痛。对于疼痛较重的患者，可遵医嘱给予镇痛药物治疗。在给药过程中，应注意观察药物疗效及不良反应，及时调整用药方案。同时，护理人员还可指导患者进行疼痛部位的按摩、热敷等，以减轻其疼痛感。

四、并发症预防与处理

气胸患者容易出现多种并发症，如肺部感染、呼吸衰竭等。因此，预防并发症至关重要。护理人员应定期为患者翻身、拍背，促进其痰液排出，预防肺部感染。同时，应注意观察患者的呼吸状况，如有呼吸衰竭征象，应及时采取措施进行抢救。此外，还应加强对患者的营养支持，提高其机体抵抗力，减少并发症的发生。

五、心理支持与情绪疏导

气胸患者由于受呼吸困难、胸痛等症状的影响，容易产生焦虑、恐惧等负面情绪。因此，心理支持与情绪疏导也是护理工作中不可忽视的一环。护理人员应主动与患者沟通交流，了解其心理需求，给予适当的安慰和鼓励。同时，应向患者讲解病情和治疗方案，帮助其树立战胜疾病的信心。对于情绪波动较大的患者，可请心理医生进行专业心理疏导，以减轻患者的心理负担。

六、出院指导与宣教

患者出院前，护理人员应对其进行详细的出院指导与宣教。首先，应向患者及家属讲解气胸的病因、发病机制、预防措施等知识，提高其健康意识。其次，应指导患者掌握正确的呼吸锻炼方法，如深呼吸、缩唇呼吸等，以促进肺功能恢复。此外，还应告知患者定期复查的重要性，以及出现哪些症状时应及时就医。对于需要继续服药的患者，应详细告知药物的名称、用法、用量及可能出现的不良反应，并提醒患者按时服药。

第十二节　肺癌的护理

肺癌是一种常见的恶性肿瘤，其治疗过程复杂且漫长，对护理工作提出了较高的要求。

一、病情观察与记录

护理人员应密切观察患者的生命体征，包括体温、脉搏、呼吸、血压等，以及与肺癌相关的症状的变化，如咳嗽、咳痰、呼吸困难、胸痛等。同时，应记录患者的出入量、用药情况及不良反应，为医生提供准确的病情信息，以便及时调整治疗方案。

二、日常护理与照顾

护理人员应保持病房整洁、安静，为患者创造一个舒适的治疗环境。应定期为患者更换床单、衣物，使其皮肤保持清洁干燥，防止感染。还应协助患者进行日常活动，如洗漱、进食、翻身等，避免其发生意外。对于卧床不起的患者，要定时为其活动肢体，防止肌肉萎缩和关节僵硬。

三、饮食调整与营养支持

护理人员应根据患者的营养状况和消化功能，制订合理的饮食计划。建议患者多食用富含蛋白质、维生素和矿物质的食物，如瘦肉、鱼类、蔬菜、水果等，以增强机体抵抗力。同时，应避免辛辣、油腻食物及其他刺激性食物的摄入，以免加重咳嗽、咳痰等症状。对于食欲不振的患者，可采用少食多餐的方式，保证营养摄入。

四、心理支持与情绪疏导

肺癌患者常常面临巨大的心理压力，如恐惧、焦虑、抑郁等。护理人员应主动与患者沟通交流，了解其心理需求，给予其心理支持。同时，应向患者讲解肺癌的相关知识、治疗方案及预后情况，帮助患者树立战胜疾病的信心。对于情绪波动较大的患者，可请专业心理医生进行心理疏导，以缓解患者的心理压力。

五、疼痛管理与缓解

肺癌患者常伴随有不同程度的疼痛，疼痛管理与缓解是护理工作的重要内容。护理人员应评估患者的疼痛程度，遵医嘱给予相应的镇痛药物治疗。同时，应指导患者采取深呼吸、放松训练等非药物疼痛缓解方法，以减轻疼痛感。对于疼痛较重的患者，可采用局部按摩、热敷等方法辅助缓解疼痛。

六、并发症预防与应对

对于可能出现肺部感染的患者，应使其呼吸道保持通畅，协助其排痰，定期为其翻身、拍背。对于可能出现呼吸衰竭的患者，应备好抢救设备，如呼吸机等，以便及时采取抢救措施。同时，应鼓励患者定期活动肢体，防止血栓形成。

（一）并发症类型与表现

肺癌作为一种严重的呼吸系统疾病，不仅直接威胁患者的生命安全，其治疗过程中还常伴随着一系列并发症的发生。其并发症类型多样，表现各异，包括但不限于肺部感染、呼吸困难、心律失常、胸腔积液、血栓形成、营养不良等。这些并发症不仅会影响治疗效果，还可能加重患者的身体负担，影响生活质量。

肺部感染是肺癌患者最常见的并发症之一，表现为发热、咳嗽、咳痰等症状。呼吸困难则是由于肺部肿瘤压迫或胸腔积液导致，患者常感到呼吸费力、气促。此外，肺癌治疗中的手术、化疗等手段可能导致心律失常、血栓形成等心血管系统并发症。由于治疗过程中食欲下降、消化和吸收不良等，患者还可能出现营养不良的情况。

（二）早期预防策略

首先，让患者了解并发症的类型、表现及预防措施，有助于增强患者的自我管理和预防意识。其次，加强肺癌治疗的规范性和科学性，避免过度治疗或治疗不足，可减少并发症的发生风险。此外，定期进行身体检查，及时发现并处理潜在的健康问题，也是预防并发症的有效手段。

（三）健康生活方式

首先，患者应保持均衡饮食，摄入足够的营养和水分，以维持身体正常的生理功能。其次，适量运动对于增强身体免疫力、促进康复具有重要作用。患者可以根据自身情况选择合适的运动方式，如散步、慢跑、练瑜伽等。此外，戒烟是预防肺癌及其并发症的关键措施，患者应坚决戒烟，并避免吸入二手烟。

（四）心理支持与心理调适

肺癌患者在治疗过程中，常常承受着巨大的心理压力。心理支持对于缓解患者焦虑、抑郁等负面情绪，提高治疗依从性和生活质量具有重要意义。护理人员应关注患者的心理状态，及时给予心理疏导和支持。同时，患者也应积极参与心理调适，通过与他人交流、参加心理干预活动等方式来缓解压力。

（五）定期复查与自我监测

患者应按照医生的建议定期进行复查，包括影像学检查、血液检查等，以便及时发现并处理可能出现的并发症。同时，患者还应注意自我监测，观察身体状况的变化，如出现异常症状或体征，应及时就医。

（六）并发症应对措施

针对不同类型的并发症，应采取不同的治疗方法。例如，对于肺部感染，应使用合适的抗生素进行治疗；对于呼吸困难，可采用吸氧、雾化吸入等措施缓解症状；对于营养不良，应通过调整饮食、补充营养素等方式改善营养状况。此外，患者还应积极采纳医生的治疗建议，保持良好的心态和生活习惯，以促进康复。

（七）医疗团队协作

肺癌并发症的预防与应对需要医疗团队的协作。医生、护理人员、营养师、心理咨询师等多学科背景的人员应共同参与患者的治疗与护理。应根据患者的具体情况制订个性化的治疗方案和护理措施，确保治疗的针对性和有效性。同时，团队成员之间应保持密切沟通与合作，共同应对可能出现的问题和挑战。

（八）康复期持续管理

在康复期，患者应继续保持良好的生活方式和心态，定期进行复查与自我监测，及时发现并处理可能出现的并发症。同时，患者还应积极参与康复训练和社交活动，以促进身体功能的恢复和心理状态的调整。医疗团队也应继续为患者提供必要的支持和指导，帮助患者应对康复期的挑战。

七、药物治疗与监督

（一）肺癌药物治疗

肺癌作为一种发病率高的恶性肿瘤，其治疗手段日趋多样化，有化疗、靶向治疗、免疫治疗等多种方式。通过合理的药物治疗，可以显著延长患者的生存期，提高生活质量。

药物治疗的主要目标是杀灭肿瘤细胞或抑制肿瘤细胞的生长，同时尽量减少对正常细胞的损害。随着医学研究的深入，新的药物和治疗策略不断涌现，为肺癌患者提供了更多的治疗选择。

（二）化疗药物种类与机制

化疗是肺癌治疗的传统手段之一，主要通过使用细胞毒性药物来杀灭肿瘤细胞。常用的化疗药物有铂类药物、紫杉醇类药物、抗叶酸类药物等。这些药物通过干扰肿瘤细胞的 DNA 合成、修复，达到抑制肿瘤生长的目的。

然而，化疗药物在杀灭肿瘤细胞的同时，也会损伤正常细胞，导致一系列不良反应。因此，在使用化疗药物时，需要综合考虑患者的身体状况、肿瘤类型和分期等因素，制订个性化的治疗方案。

（三）靶向药物进展

近年来，随着对肺癌发病机制的深入研究，靶向药物在肺癌治疗中的应用越来越广泛。靶向药物主要针对肿瘤细胞的特定分子或信号通路，通过阻断这些分子的功能来抑制肿瘤的生长和扩散。

目前，已有多种靶向药物应用于肺癌治疗，如 EGFR（表皮生长因子受体）抑制剂、ALK（间变性淋巴瘤激酶）抑制剂等。这些药物在提高治疗效果的同时，也降低了不良反应的发生率，改善了患者的生活质量。

（四）免疫治疗药物的应用

免疫治疗是近年来肺癌治疗领域的重大突破。通过激活患者自身的免疫系统来攻击肿瘤细胞，免疫治疗药物为肺癌患者提供了新的治疗选择。

目前，已有多种免疫治疗药物应用于肺癌治疗，如 PD-1 抑制剂、PD-L1 抑制剂等。这些药物通过阻断肿瘤细胞的免疫逃逸机制，提高免疫细胞对肿瘤细胞的识别和攻击能力，从而达到抑制肿瘤生长的目的。

（五）药物不良反应的处理

无论是化疗、靶向治疗还是免疫治疗，药物治疗都不可避免地会带来一定的不良反应。常见的不良反应有恶心、呕吐、乏力、脱发等。对于严重的不良反应，如心脏毒性、肝肾功能受损等，需要及时处理以避免危及患者生命。

在处理药物不良反应时，应根据患者的具体情况采取相应的措施。对于轻微的不良反应，可以通过调整饮食、增加休息等方式进行缓解；对于严重的不良反应，则需要使用特定的药物或其他治疗手段进行干预。

（六）疗效监测方法与指标

通过定期的影像学检查、血液检查等手段，可以评估肿瘤的大小、数量以及患者的身体状况等指标，从而判断药物治疗的效果。

除了监测常规的指标，一些新的监测手段也在不断应用于肺癌治疗中。例如，通过检测肿瘤标志物、基因突变等信息，可以更准确地评估治疗效果和预测疾病进展。

（七）个体化治疗策略

肺癌患者的个体差异较大，因此在制订治疗方案时应充分考虑患者的具体情况。个体化治疗策略强调根据患者的肿瘤类型、分期、身体状况、遗传背景等因素制订个性化的治疗方案，以提高治疗效果并减少不良反应。

为了实现个体化治疗，医生需要全面了解患者的病情和需求，并结合最新的医学研究和临床实践经验制订治疗方案。同时，患者也应积极参与治疗过程，与医生保持沟通并遵守治疗方案。

第十三节　肺间质纤维化的护理

肺间质纤维化是一种慢性、进行性肺部疾病，主要影响肺间质组织，导致肺功能逐渐下降。对于这类患者，全面的护理至关重要，有助于减轻症状、提高生活质量。

一、病情观察与评估

病情观察与评估是肺间质纤维化护理的基础。护理人员应密切观察患者的呼吸状况，包括呼吸频率、呼吸深度、呼吸困难程度等，以及咳嗽、咳痰等呼吸道症状的变化。同时，应评估患者的肺功能，如肺活量、氧饱和度等，以了解病情进展。此外，应观察患者有无其他并发症的征兆，如肺部感染、肺动脉高压等，以便及时处理。

二、环境与体位调整

肺间质纤维化患者对环境敏感，应保持病房空气清新、湿度适宜，避免烟雾、粉尘等有害物质的刺激。同时，应根据患者的具体情况调整体位，如采用半卧位或坐位，以减轻呼吸困难症状。对于卧床不起的患者，应定期为其翻身，防止压疮和肺部感染。

三、呼吸道护理

护理人员应协助患者进行有效咳嗽和排痰，保持其呼吸道通畅。对于痰液黏稠不易咳出的患者，可采用雾化吸入、拍背等方法促进痰液排出。同时，应注意患者口腔卫生，预防口腔感染。对于严重呼吸困难者，可给予氧气吸入治疗，以缓解缺氧症状。

四、饮食调整与营养支持

护理人员应根据患者的营养需求和消化能力制订个性化的饮食计划，鼓励患者摄入富含蛋白质、维生素和矿物质的食物。同时，应注意补充水分，保持呼吸道湿润。对于食欲不振或吞咽困难的患者，可采用少食多餐、提供流质或半流质饮食等方法改善营养状况。

五、疼痛管理与舒适护理

护理人员应评估患者的疼痛程度，遵医嘱给予适当的镇痛药物治疗。同时，可通过按摩、热敷等物理疗法缓解肌肉疼痛和紧张感。在舒适护理方面，应保持病房安静、整洁，为患者提供舒适的休息环境。对于需要长期卧床的患者，应提供柔软的床垫和枕头，以减轻身体的不适感。

六、心理支持与情绪疏导

护理人员应关注患者的心理状态，主动与其沟通交流，了解其心理需求。同时，应向患者讲解疾病的性质、治疗方案及预后情况，帮助患者树立战胜疾病的信心。对于情绪波动较大的患者，可请心理医生进行专业心理疏导，以减轻患者的心理负担。

七、康复训练与教育指导

护理人员应根据患者的具体情况制订个性化的康复计划，包括呼吸功能锻炼、体力活动锻炼等。同时，应向患者及家属普及肺间质纤维化的相关知识，包括病因、症状、治疗方法、预防措施等，提高患者的自我管理能力。此外，应告知患者及家属如何观察病情变化，如出现咳嗽加重、呼吸困难等症状，应及时就医。

第二章
消化系统常见疾病的护理

第一节　胃食管反流病的护理

胃食管反流病（GERD）是一种消化系统疾病，其主要特征为胃酸或其他胃内容物反流入食管，引发一系列临床症状。该疾病影响了全球众多人群，症状可轻可重，从轻微的反酸、胃灼热到严重的胸痛、咳嗽等。对于胃食管反流病患者的护理，需从多方面入手，全面改善患者的生活质量。

一、饮食调整与禁忌

1. 饮食调整：建议胃食管反流病患者选择清淡、易消化的食物，如稀饭、面条等。同时，增加蔬菜、水果等富含膳食纤维的食物的摄入，有助于促进胃肠蠕动，减少胃食管反流发生。

2. 饮食禁忌：患者应避免摄入高脂肪、高糖分、辛辣食物，以及浓茶、咖啡、酒等刺激性饮品。这些食物和饮品会刺激胃酸分泌，加重胃食管反流症状。

二、生活习惯改善

1. 睡眠调整：建议患者在睡前避免进食，尤其是饱食。睡眠时应适当抬高床头或使用较高的枕头，以减少夜间胃食管反流的发生。

2. 戒烟限酒：吸烟和饮酒均会刺激胃酸分泌，加重胃食管反流症状。因此，患者应积极戒烟限酒，保持良好的生活习惯。

三、药物治疗与病情监测

1. 药物治疗：根据病情，医生会开具抑酸药、胃黏膜保护剂等药物以减轻症状。患者应遵医嘱按时服药，并注意观察药物疗效及不良反应。

2. 病情监测：患者应定期记录自己的症状变化，如反酸、胃灼热的频率和程度，以便及时调整治疗方案。同时，应注意监测体重、血压等生命体征，以便及时发现并发症。

四、缓解心理压力

胃食管反流病可能导致患者心理压力增大，表现出焦虑、抑郁等情绪。因此，护理过程中应给予患者心理支持。建议患者与家人、朋友保持沟通，分享自己的感受。同时，可参加一些放松身心的活动，如练瑜伽、冥想等，以缓解心理压力。

五、并发症预防与处理

1. 并发症预防：患者应积极配合医生执行治疗方案，及时调整生活方式和饮食习惯，以减少并发症的发生。

2. 并发症处理：若出现食管狭窄、食管溃疡等并发症，应及时就医，接受相应的治疗。同时，应注意观察并发症的病情变化，以便及时调整治疗方案。

六、康复锻炼与保健

1. 康复锻炼：患者可适当进行一些轻体力活动，如散步、慢跑等，以增强身体素质，促进康复。但应避免剧烈运动，以免加重胃食管反流症状。

2. 保健措施：应保持良好的作息习惯，保证睡眠充足。同时，注意个人卫生，避免感染。对于肥胖患者，应适当减肥，以减轻腹压，减少胃食管反流的发生。

七、定期复查

患者应定期到医院进行复查，以便及时了解病情变化和治疗效果。医生会根据患者的具体情况调整治疗方案，确保患者得到最佳的治疗效果。同时，患者也应积极向医生反馈自己的病情和治疗体验，为医生的治疗提供有力依据。

第二节　食管癌的护理

食管癌主要发生在食管的鳞状上皮层。其发病与多种因素有关，如不良饮食习惯、长期吸烟饮酒、遗传因素等。食管癌的临床症状主要表现为进行性吞咽困难、胸骨后疼痛、体重下降等。对于患者及家属来说，了解食管癌的基础知识，有助于更好地应对这一疾病。

一、心理支持与情绪疏导

食管癌患者在确诊和治疗过程中往往面临巨大的心理压力，容易出现恐惧、焦虑、抑郁等情绪。护理人员应主动与患者及家属沟通，了解患者的心理需求，提供心理支持和疏导。同时，可以请心理医生参与治疗，为患者提供专业的心理咨询和治疗。此外，参与康复活动、加入病友群体等也有助于患者缓解心理压力。

二、术前准备与营养指导

（一）食管癌术前检查与评估

术前需进行全面体检，了解患者的整体健康状况，特别是心肺功能。血液检查如血常规、肝肾功能检查等，有助于评估患者的营养状况和手术耐受性。影像学检查如X线、CT、MRI检查等，可明确肿瘤的位置、大小及与周围组织的关系，为手术方案的制订提供依据。此外，还需进行食管镜检查，以获取病理诊断，并评估肿瘤浸润深度和淋巴结转移情况。

（二）心理支持与术前宣教

护理人员应向患者及家属详细讲解手术的目的、过程及可能出现的风险，解答患者的疑虑，减轻其心理压力。同时，应强调患者积极参与术前准备的重要性，帮助患者树立战胜疾病的信心。术前宣教同样不可或缺，包括告知患者术前需注意的事项，如饮食调整、药物使用等，以及术后可能出现的并发症和应对措施。

（三）术前饮食调整策略

一方面，合理的饮食有助于改善患者的营养状况，提高手术耐受性；另一方面，饮食调整还能减轻食管的负担，降低术后并发症的发生风险。建议患者术前采用高蛋白、高热量、低脂肪、易消化的饮食，瘦肉、鱼类、蛋类、奶类等都是不错的选择。同时，应增加新鲜蔬果的摄入，以补充维生素和矿物质。避免进食粗糙的食物及辛辣刺激性食物，以免加重食管负担。对于吞咽困难的患者，可采用流食或半流食，以保证营养的摄入。

（四）营养风险评估与干预

通过对患者的营养状况、免疫功能、代谢状态等方面进行评估，可及时发现营养风险并采取相应的干预措施。对于存在营养风险的患者，应根据评估结果制订个性化的营养支持方案。这可能包括口服营养补充剂、肠内营养支持、肠外营养支持等，以满足患者的营养需求，提高手术效果。

（五）术前营养支持与补充

食管癌患者由于食管狭窄或梗阻，往往存在进食困难的问题，导致营养摄入不足。因此，术前需通过口服、管饲或静脉营养支持给予患者充足的营养。口服营养补充剂或摄入特殊配方的饮食可满足患者的营养需求，同时减轻食管负担。对于无法经口进食的患者，可采用管饲或静脉营养支持，以确保患者获得足够的热量和营养素。

（六）手术并发症预防策略

术前充分评估患者的整体状况和手术风险，制订合理的手术方案，是预防并发症的关键。术中精细操作，减少组织损伤和出血，可降低术后感染、吻合口瘘等并发症的发生率。术后密切观察患者的病情变化，及时发现并处理并发症，有助于减轻患者的痛苦，促进康复。

（七）术后营养恢复指导

术后初期，由于手术创伤和麻醉的影响，患者往往食欲不佳，消化功能减弱。此时，应给予患者清淡、易消化的食物，如稀饭、面条等。随着身体的恢复，可逐渐过渡到正常饮食。在营养补充方面，应根据患者的营养需求和消化能力，选择合适的营养补充方式，如口服营养补充剂、肠内营养支持等。同时，鼓励患者多吃富含蛋白质、维生素和矿物质的食物，以促进伤口愈合和身体恢复。

三、术后监测与伤口护理

护理人员应密切观察患者的生命体征、引流液的颜色和量等，及时发现并处理可能出现的并发症。同时，对于手术伤口的护理也不容忽视。应保持伤口清洁干燥，定期更换敷料，避免感染。在患者康复过程中，护理人员还应指导患者进行适当的活动，促进伤口愈合和身体恢复。

（一）食管癌术后监测的重要性

食管癌术后监测是确保患者安全度过手术期、减少并发症、促进康复的重要环节。通过术后监测，护理人员可以及时发现患者生命体征的变化、并发症的征兆，从而采取相应的治疗措施，确保患者的生命安全。同时，术后监测也有助于护理人员评估手术效果，为后续制订康复计划提供依据。

（二）生命体征监测与记录

护理人员应密切观察患者的心率、血压、呼吸、体温等生命体征，并做好详细记录。如果患者生命体征出现异常，应及时通知医生并采取相应的处理措施。同时，护理人员还应关注患者的意识状态、面色变化等，以便及时发现潜在的风险。

（三）术后并发症观察与预防

食管癌术后可能出现的并发症有肺部感染、吻合口瘘、出血等。护理人员应密切观察患者的病情变化，及时发现并发症的征兆。对于可能出现的并发症，护理人员应提前采取预防措施，如加强呼吸道管理、保持伤口清洁干燥等。同时，护理人员还应教会患者及家属如何识别和应对并发症的初期症状，以便在紧急情况下及时处理。

（四）伤口护理基本原则

在伤口护理过程中，应遵循以下基本原则：保持伤口清洁干燥，避免感染；定期检查伤口情况，及时发现并处理异常情况；遵循无菌操作原则，避免交叉感染；关注患者的疼痛感受，及时进行适当的疼痛管理。

（五）伤口清洁与消毒方法

护理人员应使用无菌棉签或纱布蘸取生理盐水轻轻擦拭伤口及周围皮肤，去除分泌物和污垢。对于出现红肿、疼痛等感染症状的伤口，可使用适当的消毒液进行消毒处理。在清洁和消毒过程中，应注意保持无菌操作，避免污染伤口。

（六）伤口敷料选择与更换

伤口敷料的选择应根据伤口的类型、大小、渗液量等因素进行综合考虑。对于干燥、无渗出的伤口，可选择透气性好的无菌敷料；对于渗出物较多的伤口，应选用吸水性强的敷料。在更换敷料时，应遵循无菌操作原则，避免污染伤口。同时，应注意观察伤口的愈合情况，及时调整敷料类型和更换频率。

（七）疼痛管理与心理支持

护理人员应评估患者的疼痛程度，并根据评估结果制订个性化的疼痛管理方案。这包括使用适当的止痛药物、物理疗法等。此外，心理支持在疼痛管理中也起着重要作用。护理人员应关注患者的心理状况，提供心理支持和疏导，帮助患者减轻焦虑和恐惧，提高疼痛耐受能力。

（八）家属参与与健康教育

患者家属的参与对于患者的康复和伤口护理至关重要。护理人员应向患者家属介绍食管癌术后的护理知识和注意事项，包括伤口观察、清洁消毒、敷料更换等。同时，应鼓励家属积极参与患者的日常护理，协助护理人员做好伤口观察和记录工作。此外，家属还应关注患者的心理需求，给予情感支持和关爱，帮助患者树立战胜疾病的信心。

除了上述内容，家属还应了解患者的饮食调整、康复锻炼等方面的知识，以便更好地协助患者进行康复。在患者出院前，护理人员还应向家属进行详细的出院指导，包括讲解伤口护理、用药、复查等方面的注意事项，以确保患者在家中能够得到良好的照顾和康复。

四、药物使用

（一）药物分类与作用机制

镇痛药物种类繁多，根据其作用机制可分为非甾体抗炎药（NSAIDs）、弱阿片类药物、强阿片类药物等。这些药物的作用机制各不相同，如 NSAIDs 主要通过抑制前列腺素的合成来发挥镇痛作用；弱阿片类药物通过与中枢神经系统中的疼痛受体结合来减轻疼痛；强阿片类药物则具有更强的镇痛效果，但不良反应也较大。了解不同药物的分类和作用机制，有助于护理人员更加合理地选择和使用镇痛药物。

（二）镇痛药物选择与应用

在选择镇痛药物时，应根据患者的疼痛程度、病因、身体状况、药物不良反应等因素进行综合考虑。对于轻度疼痛，可选用 NSAIDs 或非处方药进行治疗；对于中度疼痛，可选用弱阿片类药物或联合使用NSAIDs；对于重度疼痛，则需使用强阿片类药物进行治疗。在应用镇痛药物时，还应注意药物的剂量、给药途径、用药时间等问题，确保药物能够发挥最佳的镇痛效果。

（三）药物不良反应与风险

镇痛药物虽然能够有效缓解疼痛，但也可能带来一定的不良反应和风险。常见不良反应有胃肠道不适、肝肾功能损害、呼吸抑制等。在使用镇痛药物时，护理人员应密切关注患者的反应，及时发现并处理可能出现的不良反应。同时，对于老年患者、肝肾功能不全患者等特殊人群，应谨慎选择和使用镇痛药物，避免加重患者的病情或引发新的并发症。

第三节　急性胃炎的护理

急性胃炎是一种常见的消化系统疾病，主要表现为胃黏膜的急性炎症。

一、病情观察与记录

护理人员应密切观察患者的病情变化，包括疼痛程度、恶心呕吐次数、食欲状况等，并做好详细记录。这有助于医生及时了解患者的病情变化，调整治疗方案。同时，护理人员还需注意患者有无黑便、呕血等消化道出血征象，一旦发现应立即报告医生。

二、饮食调整与禁忌

在发病初期，患者应禁食或选择清淡的流质饮食，以减轻胃黏膜的负担。随着病情好转，可逐渐过渡到半流质饮食、软食和普通饮食。在饮食选择上，应避免摄入辛辣、油腻、生冷食物及其他刺激性食物，以免加重胃黏膜损伤。同时，患者应保持定时定量、细嚼慢咽的饮食习惯，以减轻胃肠道负担。

三、疼痛管理与缓解

急性胃炎患者常伴有胃痛、胃胀等不适症状。护理人员应根据患者的疼痛程度，采取适当的疼痛管理措施。对于轻度疼痛，可通过热敷、按摩等物理方法缓解；对于中重度疼痛，可在医生指导下使用止痛药。同时，护理人员应关注患者的疼痛变化，及时评估疼痛程度，调整止痛方案。

四、心理支持与情绪疏导

护理人员应给予患者充分的心理支持，帮助患者缓解心理压力。可通过与患者沟通，了解其心理需求，提供积极的信息和建议，帮助患者树立战胜疾病的信心。同时，应鼓励患者与家人、朋友保持联系，分享自己的感受，以减轻心理压力。

五、用药指导与监督

在急性胃炎的治疗过程中，患者需要服用一些药物。护理人员应详细告知患者药物的名称、作用、用法及注意事项，确保患者正确使用药物。同时，护理人员应监督患者的用药情况，确保患者按时按量服药，避免出现漏服、错服等情况。对于不良反应较多的药物，护理人员应密切观察患者的用药反应，一旦发现异常，应立即报告医生进行处理。

六、生活方式调整建议

护理人员应向患者提供针对性的生活方式调整建议，包括戒烟限酒、规律作息、适当运动等。同时，应建议患者远离刺激胃黏膜的物质，如浓茶、咖啡等。此外，保持心情愉悦、避免过度劳累也有助于促进胃黏膜的修复。

七、出院指导与随访

护理人员应向患者讲解病情和预后，强调饮食、用药和生活方式调整的重要性，并提醒患者定期复查。同时，护理人员应告知患者及家属如何观察病情变化及某些并发症的潜在表现，以便在出现异常情况时及时就医。此外，护理人员还应建立随访制度，定期进行电话随访或门诊随访，了解患者的康复情况和生活质量，提供必要的指导和帮助。

第四节　胃癌的护理

胃癌是一种起源于胃黏膜上皮的恶性肿瘤，是全球范围内发病率较高的恶性肿瘤。其发生与多种因素相关，如不良饮食习惯、幽门螺杆菌感染、遗传因素等。胃癌的早期症状通常不明显，随着病情发展，患者可能出现上腹痛、食欲减退、体重下降等症状。了解胃癌的基础知识，有助于患者及家属更好地应对这一疾病。

一、术前准备与护理

（一）术前检查与评估

在胃癌手术前，患者需要接受全面的身体检查，包括血常规、尿常规、生化检查、心电图、胸部X光、CT检查等，以评估患者的全身状况和手术耐受性。同时，医生还会对患者的胃癌分期、病理类型等进行评估，以确定手术方案。

（二）皮肤准备与清洁

术前皮肤准备主要是为了保证手术区域的清洁和无菌。护理人员会协助患者清洁手术区域的皮肤，去除毛发和污垢。对于腹部手术，需要特别注意脐部的清洁，以防术后感染。

（三）饮食控制与调整

在胃癌手术前，患者需要进行饮食控制与调整。一般来说，术前一周应开始逐渐过渡到低脂、高蛋白、易消化的饮食，避免摄入刺激性食物。在术前12小时内，患者需禁食，以免术中呕吐或误吸。

（四）胃肠道准备措施

胃肠道准备是胃癌手术前的重要步骤，包括灌肠、口服泻药等，以清除肠道内的粪便和气体，减少术中污染的风险。同时，患者还需在术前接受胃肠道减压，通过留置胃管吸出胃液，以减轻胃的负担。

（五）术前配血与准备

根据患者的血型和预估的术中失血量，医生会提前为患者准备相应的血液制品。如果患者在术中或术后大量失血，可及时为患者进行输血，确保患者的生命安全。

（六）呼吸道准备与指导

胃癌手术通常需要患者全身麻醉，因此术前呼吸道准备尤为关键。护理人员会指导患者进行深呼吸和有效咳嗽练习，以便在术后更好地排痰和预防肺部感染。对于存在呼吸道疾病的患者，术前需接受相应的治疗，以确保手术安全。

（七）心理关怀与支持

胃癌患者在术前常会出现焦虑、恐惧等负面情绪。护理人员需通过沟通、解释、安慰等方式，帮助患者缓解心理压力，增强战胜疾病的信心。同时，家属的陪伴和支持也对患者的心理健康具有重要意义。

（八）病室及物品准备

术前，护理人员需确保手术室的整洁、无菌，准备好手术所需的器械、药品等物品。同时，要为患者安排好病室，确保床位的舒适和安全。在患者进入手术室前，还需再次核对患者的信息，确保手术的准确性。

二、手术过程护理

手术室应保持整洁、无菌，护理人员需严格遵守手术操作规范，确保手术过程中的每一个环节都准确无误。同时，护理人员应密切观察患者的生命体征变化，如心率、血压、呼吸等，及时发现并处理可能出现的异常情况。在手术结束后，护理人员还需协助医生进行伤口包扎和患者转运工作。

三、术后康复与护理

术后患者需卧床休息，避免剧烈运动和过度劳累。护理人员应定期监测患者的生命体征和伤口情况，及时发现并处理可能出现的并发症。护理人员需根据患者的疼痛程度采取相应的镇痛措施。在康复过程中，患者还需注意保持良好的心理状态，积极面对生活。

四、营养支持与饮食调整

术后初期，患者饮食应以流质或半流质食物为主，逐渐过渡到软食和普通饮食。在食物选择上，应增加富含蛋白质、维生素和矿物质的食物的摄入，如鱼类、瘦肉、蔬菜、水果等。同时，应避免油腻、生冷食物及其他刺激性食物的摄入。对于营养状况较差的患者，可以考虑使用肠内营养剂或静脉营养支持，以满足身体的营养需求。

（一）胃癌与营养需求

胃癌的发生和发展往往伴随着营养状况的恶化。由于肿瘤的生长和代谢需求，胃癌患者常常面临热量消耗增加、蛋白质分解加速、脂肪代谢异常等问题，导致营养不良和体重下降。

胃癌患者的营养需求主要有蛋白质、脂肪、碳水化合物、维生素、矿物质等。其中，蛋白质是维持生命活动的基本物质，对于胃癌患者尤为重要。同时，胃癌患者还需摄入适量的脂肪和碳水化合物，以满足身体对热量的需求。此外，维生素和矿物质也是维持身体正常功能所必需的，对于胃癌患者的康复和免疫力提升具有重要作用。

（二）胃癌患者的营养评估

营养评估是制订个性化营养支持计划的基础。对于胃癌患者，营养评估主要包括身体测量、生化指标检测和膳食调查等方面。

身体测量包括身高、体重、体重指数（BMI）等指标的测量或计算，用以初步判断患者的营养状况。生化指标检测包括血清蛋白、血红蛋白、微量元素等的检测，可以反映患者的营养水平和代谢状态。膳食调查则通过询问患者的饮食习惯，了解患者的膳食结构和营养素摄入情况。

通过对患者的综合营养评估，可以为后续的营养支持和饮食调整提供科学依据。

（三）营养支持的必要性

首先，营养支持可以改善患者的营养状况，提高生活质量。通过提供充足的热量和营养素，可以满足患者的身体需求，减轻营养不良带来的不适感。

其次，营养支持可以促进患者的康复和免疫力提升。良好的营养状况有助于身体的恢复，可增强患者的抵抗力，减少感染等并发症的发生。

此外，营养支持还可以提高患者对治疗的耐受性。胃癌患者往往需要接受手术、化疗等治疗手段，这些治疗会对患者的身体造成一定的负担。通过营养支持，可以改善患者的身体状况，提高其对治疗的耐受性，从而提高治疗效果。

（四）饮食调整的原则

1. 保证热量充足：胃癌患者需要消耗较多的热量，因此饮食应提供充足的热量，以维持身体的正常功能。

2. 适量补充蛋白质：蛋白质是修复组织和细胞的重要物质，胃癌患者应适量增加蛋白质的摄入，可多摄入鱼类、瘦肉、豆类等。

3. 控制脂肪摄入：胃癌患者应选择低脂饮食，避免摄入过多的饱和脂肪酸和反式脂肪酸，以减轻身体负担。

4. 增加膳食纤维的摄入：膳食纤维有助于促进肠道蠕动，预防便秘等，胃癌患者应多食用富含膳食纤维的食物，如蔬菜、水果等。

5. 补充维生素和矿物质：胃癌患者应多食用富含维生素和矿物质的食物，以满足身体的需要，促进康复和免疫力提升。

（五）高营养食物推荐

1. 鱼类：鱼肉富含优质蛋白质和不饱和脂肪酸，对于胃癌患者的康复具有积极作用。建议每周食用 2 ~ 3 次鱼类，可以选择鲈鱼、鲫鱼等。

2. 瘦肉：瘦肉是优质蛋白质的良好来源，同时含有一定量的铁、锌等矿物质。建议适量食用瘦肉，如去皮鸡肉、牛瘦肉等。

3. 大豆及其制品：大豆及其制品富含蛋白质、膳食纤维、植物雌激素等有益成分，对于胃癌患者的营养补充具有积极意义。建议适量食用豆腐、豆浆、黄豆等。

4. 蔬菜和水果：蔬菜和水果富含维生素、矿物质、膳食纤维等营养素，对于胃癌患者的康复和免疫力提升至关重要。蔬菜和水果的选择应多样化，以保证摄入充足的营养素。

（六）饮食禁忌与注意事项

1. 避免摄入刺激性食物：辛辣、油腻、生硬食物等刺激性食物可加重胃癌患者的病情，应避免食用。

2. 禁酒：酒精可对胃黏膜产生直接损害，胃癌患者应严格戒酒。

3. 注意食物温度：避免食用过冷或过热的食物，以免刺激胃黏膜。

4. 少食多餐：胃癌患者宜采用少食多餐的进食方式，以减轻胃肠道负担，促进消化吸收。

（七）个性化营养计划的制订

在制订营养计划时，需要综合考虑患者的年龄、性别、体重、身高、病情严重程度、治疗方式、个人的饮食习惯和偏好等因素。

个性化的营养计划应包括每日所需热量的计算，蛋白质、脂肪、碳水化合物等营养素的合理分配，以及维生素和矿物质的补充建议。同时，还需根据患者的实际情况进行适当调整，如根据患者的食欲和消化能力调整食物的种类和质地等。

（八）营养支持与生活质量提升

通过合理的营养支持和饮食调整，胃癌患者的生活质量可以得到显著提升。营养支持的积极作用包括减轻患者的不适症状、增强体力、提升精神状态、促进伤口愈合、提升免疫力等。同时，饮食调整也可以改善患者的饮食习惯，提高患者的饮食满足感，进一步促进患者的身心健康。

营养支持在胃癌患者的康复过程中发挥着不可替代的作用。通过为患者提供充足的热量和营养素，可以改善患者的身体状况，提高其生活自理能力和社交能力。同时，营养支持还可以减轻患者及家属的心理压力，提高患者的心理健康水平，为患者的康复和重返社会打下坚实的基础。

值得注意的是，营养支持和饮食调整并非一蹴而就的过程，需要患者、家属和护理人员的共同努力和配合。患者应积极了解并掌握有关胃癌的营养知识，自觉配合营养计划和饮食调整；家属应关心患者的饮食和营养状况，为患者提供必要的帮助；护理人员则应密切关注患者的营养需求和饮食状况，提供专业的营养建议和指导，及时调整和完善营养支持计划。

此外，营养支持还需要与其他治疗手段相结合，形成综合治疗方案。例如，在手术前后，应根据患者的营养状况和手术需求制订合适的营养支持计划，以促进手术的顺利进行和术后患者的快速恢复；在化疗期间，应注意减轻化疗对胃肠道的刺激和损伤，提供易于消化和吸收的食物，以维持患者的营养状况。

五、心理支持与情绪疏导

胃癌患者在治疗和康复过程中可能面临巨大的心理压力，如焦虑、抑郁等。因此，心理支持与情绪疏导也是护理工作的重要一环。护理人员应主动与患者沟通，了解其心理需求，提供心理支持。同时，参与康复活动、加入病友群体等也有助于患者缓解心理压力。家属的支持和关爱同样重要，家属应给予患者足够的理解和鼓励，帮助患者树立战胜疾病的信心。

六、并发症预防与处理

胃癌手术后可能出现的并发症有肺部感染、吻合口瘘、消化道出血等。为预防这些并发症，护理人员应加强对患者呼吸道的管理，使患者呼吸道保持通畅；密切观察吻合口的情况，及时发现并处理可能出现的瘘口；对于消化道出血的患者，应及时采取止血措施并观察病情变化。同时，护理人员还应加强对患者的健康教育，提高其对并发症的认知和预防意识。

七、出院指导与随访

在患者出院前，护理人员应进行详细的出院指导。这包括告知药物的服用方法、注意事项，指导患者进行日常活动和锻炼，强调饮食调理和营养补充的重要性，告知患者及家属如何观察病情变化，以及如何应对可能出现的并发症等。同时，应建立随访制度，定期对患者进行电话随访或门诊随访，了解患者的康复情况和生活质量，并根据需要提供进一步的指导和帮助。

第五节　痢疾的护理

痢疾是一种由细菌引起的肠道传染病，主要通过食物、水或接触传播。其病原体主要为痢疾杆菌，感染后会出现腹泻、腹痛、发热等症状，严重时可导致脱水、电解质紊乱，甚至休克。因此，对于痢疾的识别和早期诊断至关重要。

在识别痢疾时，护理人员应重点关注患者的症状表现。典型的痢疾症状包括高热、寒战、头痛、乏力、食欲减退等全身性症状，以及腹痛、腹泻、黏液脓血便等消化道症状。此外，患者还可能出现恶心、呕吐等伴随症状。一旦出现这些症状，应立即就医并进行相关检查，以明确诊断。

一、病情评估与记录

在评估过程中，护理人员需要全面了解患者的病史、症状、体征以及实验室检查结果，以评估病情的严重程度和可能存在的并发症。

在记录病情时，护理人员应详细记录患者的症状变化，体温、脉搏、呼吸等生命体征，以及实验室检查结果。这些信息有助于护理人员及时发现患者的病情变化，以调整护理计划，确保患者得到及时有效的治疗。

二、隔离与消毒

痢疾具有传染性，因此隔离与消毒在护理过程中显得尤为重要。患者应在医院或家中单独居住，避免与其他人接触，以减少传播风险。同时，患者的生活用品、衣物等应进行彻底清洗和消毒，以防止病原体残留。

在护理过程中，护理人员应严格遵守消毒隔离制度，穿戴防护用品，如口罩、手套等，以防止交叉感染。同时，病房内应保持通风良好，要定期开窗通风，并使用紫外线灯或含氯消毒剂进行空气和物体表面的消毒。

三、饮食与营养指导

痢疾患者在发病期间往往食欲不振，消化吸收功能减弱。因此，在护理过程中，护理人员需要给予患者适当的饮食与营养指导。

首先，患者应选择清淡、易消化、富含营养的食物，如稀粥、面条、蒸蛋等，还应避免进食油腻、辛辣、生冷食物及其他刺激性食物，以免加重肠道负担。其次，患者应摄入足够的水分，以防脱水。在腹泻严重时，可适量饮用淡盐水或口服补液盐，以补充电解质。此外，患者还应注意补充维生素、矿物质等营养素，以增强身体免疫力。

四、药物治疗与监督

护理人员需要遵医嘱给予患者相应的抗生素、止泻药等治疗药物，并注意观察药物疗效及不良反应。

在给予抗生素时，护理人员应确保患者按时按量服药，并注意观察患者是否出现过敏反应或耐药现象。对于止泻药的使用，护理人员应根据患者腹泻程度进行调整，避免过量使用导致便秘。同时，护理人员还需关注患者可能出现的药物不良反应，如恶心、呕吐、皮疹等，一旦出现应及时报告医生并采取相应的处理措施。

五、心理支持与情绪疏导

首先，护理人员应主动与患者沟通，了解患者的需求和担忧，给予其关心和安慰。其次，护理人员可以向患者介绍痢疾的相关知识、治疗进展以及成功案例等，帮助患者树立战胜疾病的信心。此外，护理人员还可以鼓励患者积极进行康复活动，如散步、做操等，以缓解其心理压力，促进其身心康复。

六、并发症预防与处理

痢疾患者在发病过程中可能会出现多种并发症，如中毒性休克、电解质紊乱等。因此，在护理过程中，护理人员需要密切关注患者的病情变化，及时发现并处理可能出现的并发症。

对于中毒性休克等严重并发症，护理人员应立即报告医生并采取紧急救治措施，如建立静脉通道、给予抗休克药物等。对于电解质紊乱等常见并发症，护理人员应根据患者具体情况给予补液和电解质调整。同时，护理人员还应加强对患者的健康教育，指导患者正确预防和处理并发症。

七、康复期护理与宣教

在患者进入康复期后，护理人员仍需继续给予适当的护理与宣教。首先，护理人员应关注患者的恢复情况，定期评估病情，及时调整护理计划。其次，护理人员可以向患者介绍康复期的注意事项和饮食调整建议，帮助患者逐步恢复正常生活。此外，护理人员还可以开展健康教育活动，向患者普及痢疾的预防知识，提高患者的自我保健意识。

第六节　肠梗阻的护理

肠梗阻是指肠道内容物在肠道中通过受阻，导致肠道功能异常的一种疾病。其病因多种多样，如机械性梗阻、动力性梗阻、血运性梗阻等。根据梗阻部位的不同，肠梗阻可分为小肠梗阻和结肠梗阻。肠梗阻患者常出现腹痛、呕吐、腹胀、停止排便排气等症状，严重时可危及生命。

一、术前准备与评估

首先，护理人员应协助医生完成患者的病史采集和体格检查，了解患者的既往病史、手术史和过敏史等信息。其次，护理人员应对患者的心理状态进行评估，了解患者是否存在焦虑、恐惧等情绪，以便及时进行心理疏导。此外，术前还应做好肠道准备，如口服泻药或灌肠等，以清洁肠道，减少术后感染的风险。

二、疼痛管理与心理安抚

肠梗阻患者常伴随剧烈的腹痛，护理人员应根据患者的疼痛程度和性质，选择合适的镇痛药物和给药方式。同时，还可采用非药物性镇痛方法，如按摩、热敷等，以辅助缓解疼痛。在疼痛管理的同时，护理人员应与患者保持良好的沟通，耐心解答患者的疑虑，提供心理支持和安慰，帮助患者树立战胜疾病的信心。

三、营养支持与饮食调整

肠梗阻患者由于肠道功能异常，往往存在营养摄入不足的问题。因此，护理人员应根据患者的营养状况和需求，制订合理的饮食计划。在肠梗阻急性期，患者需禁食，通过静脉输液补充营养。待病情缓解后，可逐渐过渡至口服饮食。在饮食方面，应选择清淡、易消化、营养丰富的食物，避免摄入油腻、辛辣食物及其他刺激性食物。同时，护理人员还应关注患者的饮食习惯和食物摄入量，确保患者获得足够的营养支持。

四、病情观察与记录

护理人员应定期观察患者的腹痛、呕吐、腹胀等症状的变化，以及体温、脉搏、呼吸等生命体征的变化。同时，还应关注患者的排便排气情况，以便及时发现并处理可能出现的并发症。在观察病情的过程中，护理人员应做好详细记录，包括症状的变化、生命体征的监测数据、采取的护理措施等，以便为医生提供准确的病情信息，指导后续治疗。

五、术后并发症预防

肠梗阻术后患者可能面临多种并发症风险，如感染、出血、肠瘘等。护理人员应严格执行消毒隔离制度，保持病房环境的清洁和卫生。同时，还应加强对患者切口的观察和护理，及时发现并处理切口感染等问题。此外，护理人员还应关注患者的排便情况，避免便秘、腹泻等问题的发生。在饮食方面，应根据患者的恢复情况逐步调整饮食结构，避免摄入油腻食物及其他刺激性食物，以免对肠道造成刺激。

六、出院指导与随访

在患者出院前，护理人员应做好详细的出院指导，包括饮食调整、生活习惯改善、药物使用等方面的建议。同时，还应向患者及家属介绍肠梗阻的相关知识，提高其对疾病的认知和理解。此外，护理人员还应制订随访计划，定期对患者进行电话随访或门诊随访，了解患者的康复情况，及时发现并处理可能出现的问题。通过出院指导和随访计划的实施，可以有效促进患者的康复和预防疾病的复发。

第七节 下消化道出血的护理

下消化道出血是一种常见的临床病症，指距十二指肠悬韧带50厘米以下的肠段，包括空肠、回肠、结肠和直肠病变引起的出血。出血原因多样，可能是肠道炎症、溃疡、肿瘤、血管病变等引起的。

一、疾病认知与评估

在护理过程中，护理人员首先需要对疾病有充分的认知，并了解患者的病史、症状、体征及实验室检查结果，以便对病情进行准确评估。

评估内容包括患者的出血量、出血速度、出血部位、伴随症状等。通过询问患者和观察病情，护理人员可以初步判断出血的严重程度和可能的原因。同时，护理人员还需要关注患者的生命体征，如血压、心率、呼吸等，以便及时发现病情变化并采取相应的护理措施。

二、饮食调整与禁忌

1. 患者应在出血停止后的2 ~ 3天开始进食。初始时，可以选择喝一些盐水，但要注意少量多次地喝，以免对胃部造成过大的负担。之后，可以逐渐尝试喝一些米汤来清清肠胃。在出血停止后的2 ~ 3天里，食物应以流食或半流食为主，且应保证食物易于消化，避免含有渣滓，以免刺激伤口或加重出血。可以尝试喝点白粥，但要避免摄入油腻食物等难消化的食物。

随着出血情况的稳定，患者可以在3 ~ 5天后逐渐尝试一些较软的食物。但在这个阶段，仍然要绝对避免摄入硬食和油炸类食物，因为这些食物可能会加重肠胃负担，导致再次出血。同时，生冷和寒凉的食物，如冰激凌、冰镇饮料、生食海鲜和生水果等也应避免食用，以免刺激肠胃。

2. 患者出院后的饮食应以易消化且营养丰富的食物为主。富含维生素C和维生素 K 的食物有助于改善毛细血管的渗透性，降低血管脆性，有利于止血。因此，可以多吃柠檬、樱桃、菠菜等食物。主食方面，患者可以选择细面条、软米饭、稀饭等。

3. 患者在出血期间应严格忌酒。酒精对胃黏膜有直接刺激作用，非常不利于伤口的愈合和出血的控制。同时，含咖啡因的食物和饮料，如咖啡、浓茶、巧克力等也应避免摄入，因为这些食物可能会加重出血。

总体来说，出血期间的饮食应以清淡、易消化、营养丰富的食物为主，避免辛辣、油腻、生冷食物及其他刺激性食物的摄入。同时，根据出血的原因和部位，可能还需要遵循医生给出的特定饮食建议。在饮食调整的过程中，患者应保持积极的心态，配合治疗和护理，以促进身体早日康复。

三、心理支持与情绪疏导

护理人员可以通过与患者沟通、倾听患者的疑虑和担忧，了解患者的心理需求，并提供心理支持。同时，护理人员还可以向患者介绍疾病的相关知识、治疗方案、康复过程中的注意事项等，帮助患者树立战胜疾病的信心。

四、观察病情变化

护理人员需要定期观察患者的生命体征、出血量、出血速度、伴随症状等，以便及时发现病情变化并采取相应的护理措施。

在观察过程中，护理人员还需要注意患者的面色、精神状态、腹部体征等，以便及时发现可能出现的并发症或病情变化。同时，护理人员还需要关注患者的心理状态，及时发现并处理可能出现的心理问题。

五、止血护理

在护理过程中，护理人员需要协助医生进行止血操作，并确保止血措施的顺利实施。

根据不同的出血原因和病情严重程度，止血措施可能包括药物止血、内窥镜下止血、介入治疗等。护理人员需要熟悉各种止血方法的原理和操作要点，以便在紧急情况下迅速协助医生进行止血操作。

在止血后，护理人员还需要密切观察患者的出血情况，及时发现并处理可能出现的再出血。同时，护理人员还需要向患者及家属讲解止血操作的重要性和注意事项，以便患者积极配合治疗和护理工作。

六、预防感染等并发症

下消化道出血患者由于肠道黏膜受损和免疫力下降，容易发生感染等并发症。因此，在护理过程中，护理人员需要采取有效的预防措施来降低感染等并发症的发生风险。

预防感染的关键是加强患者的基础护理和环境消毒。护理人员需要定期为患者更换床单、衣物等物品，保持病房环境的清洁和卫生。同时，护理人员还需要指导患者养成良好的个人卫生习惯，如勤洗手、勤漱口等。

对于可能出现的并发症，护理人员需要密切观察患者的病情变化，及时发现并处理可能出现的异常情况。例如，对于可能出现的肠穿孔或肠梗阻等并发症，护理人员需要密切观察患者的腹部体征和排便情况，及时发现并处理可能出现的问题。

七、出院指导与健康宣教

在患者出院前，护理人员需要向患者提供详细的出院指导与健康宣教。这包括饮食调整、生活习惯改善、药物使用、病情观察、复查等方面的内容。

护理人员需要向患者强调饮食调整的重要性，并指导患者选择清淡、易消化、营养丰富的食物。同时，护理人员还需要提醒患者注意个人卫生并保持良好的生活习惯，以降低再次出血的风险。

在药物使用方面，护理人员需要告知患者药物的名称、剂量、用法、可能出现的不良反应等，提醒患者按时服药并定期复查。对于病情观察，护理人员需要指导患者及家属注意观察患者的大便性状、颜色和量等，以便及时发现可能出现的异常情况。

最后，护理人员还需要向患者及家属强调定期复查的重要性，以便及时发现并处理可能出现的并发症。

第八节　肝硬化及肝性脑病的护理

一、肝硬化概述及护理原则

肝硬化是由一种或多种病因长期或反复作用形成的弥漫性肝损害。肝硬化患者肝脏功能严重受损，导致身体出现一系列症状。护理肝硬化患者的关键在于了解疾病的严重性和进展情况，根据患者的具体状况制订相应的护理计划，提供个性化的护理支持。

在肝硬化患者的护理中，应遵循以下原则：首先，关注患者的生命体征变化，及时发现并处理异常情况；其次，提供营养支持，帮助患者维持良好的营养状态；再次，协助医生进行药物治疗，观察药物疗效及不良反应；最后，关注患者的心理状态，提供必要的心理支持。

二、肝性脑病发病机制与表现

肝性脑病（HE）是严重肝病引起的、以代谢紊乱为基础的中枢神经系统功能失调的综合病征。其发病机制复杂，涉及多个生物化学和病理生理学过程。

（一）发病机制

1. 氨中毒学说：氨中毒是肝性脑病发病机制中最重要的假说之一。肝脏在正常情况下负责将血液中的氨转化为尿素，并通过尿液排出体外。然而，在肝功能受损时，氨的代谢受阻，导致血液中氨浓度升高。高浓度的氨可通过血脑屏障进入脑组织，干扰脑细胞的正常功能，引起神经精神症状。

2. 炎性反应损伤：近年来的研究表明，炎性反应在肝性脑病的发病中也扮演重要角色。肝脏损伤会导致大量炎性介质释放，这些炎性介质可进一步损伤脑细胞，加重神经精神症状。

3. 其他学说：除了氨中毒和炎性反应损伤，还有其他学说试图解释肝性脑病的发病机制，如假性神经递质学说、电解质和酸碱平衡紊乱等。这些学说从不同的角度揭示了肝性脑病的复杂性，但仍需进一步研究和验证。

（二）临床表现

1. 意识障碍：意识障碍是肝性脑病最常见的临床表现之一。患者可能出现嗜睡、昏睡甚至昏迷等不同程度的意识障碍。这种意识障碍通常呈波动性，患者的意识会时而清醒，时而模糊。

2. 行为失常：肝性脑病患者还常表现为行为失常。患者可能出现性格改变、情绪异常、言语不清、举止粗鲁等症状。这些异常行为有时会给患者和家属带来极大的困扰。

3. 神经症状：神经症状也是肝性脑病的临床表现之一。患者可能出现震颤、肌张力增高、腱反射亢进等锥体外系症状。此外，患者还可能出现扑翼样震颤这一特征性表现，即患者平伸手指及腕关节时，腕关节突然屈曲，然后又迅速伸直，同时伴有震颤和多动。

总之，肝性脑病的发病机制复杂多样，氨中毒、炎性反应损伤以及其他学说共同揭示了其发病的多个层面。而意识障碍、行为失常和神经症状是最常见的临床表现，这些症状不仅给患者带来身体上的痛苦，还对其日常生活造成严重影响。因此，对于肝性脑病的早期诊断和治疗至关重要，通过合理的治疗和管理，可以有效地改善患者的症状，提高其生活质量。

需要注意的是，肝性脑病的临床表现和严重程度因人而异，且可能随着肝功能的变化而波动。因此，在诊断和治疗过程中，医生需要综合考虑患者的病史、临床表现和实验室检查结果，制订个体化治疗方案，以达到最佳治疗效果。

三、病情监测与记录

护理人员应定期监测患者的生命体征，包括体温、脉搏、呼吸和血压等，以评估患者的整体状况。同时，还需关注患者的意识状态、行为表现以及神经系统症状，以便及时发现并处理异常情况。

此外，护理人员应详细记录患者的症状、体征、药物治疗情况以及任何异常情况，为医生制订和调整治疗方案提供依据。

四、饮食与营养管理

肝硬化患者的饮食应以高热量、高蛋白、低脂肪、富含维生素和矿物质的食物为主，以满足身体的基本需求。同时，应限制钠盐的摄入，以减轻水肿、腹水等症状。

肝性脑病患者由于肝功能受损导致氨代谢障碍，需要严格控制蛋白质的摄入量，以降低血氨水平。同时，应增加碳水化合物的摄入，以提供足够的热量。此外，还应避免摄入过多的脂肪和刺激性食物，以免加重肝脏负担。

五、药物治疗与监督

护理人员应熟悉常用药物的作用机制、使用方法以及可能出现的不良反应，协助医生为患者制订合理的用药方案。在用药过程中，护理人员应密切观察患者的病情变化，评估药物疗效，及时发现并处理药物不良反应。

六、环境与安全措施

护理人员应保持病房整洁、安静、舒适，温度和湿度适宜，以减轻患者的不适感。同时，还应加强对患者的安全防护，防止跌倒、坠床等意外事件发生。

七、心理支持与情绪疏导

护理人员应关注患者的心理状态，提供必要的心理支持和情绪疏导。通过耐心倾听、理解关爱、积极鼓励等方式，可以帮助患者缓解焦虑、恐惧等负面情绪，树立战胜疾病的信心。

八、健康教育与康复指导

护理人员应向患者及家属普及疾病的相关知识，包括发病原因、治疗方法、预防措施等，让患者对疾病有正确认知，并积极配合治疗和护理工作。同时，还应提供个性化的康复指导，包括饮食调整、生活习惯改善、锻炼方法等，以促进患者康复。

第九节　原发性肝癌的护理

原发性肝癌是一种常见的恶性肿瘤，会对患者的生命健康造成严重威胁。在治疗过程中，护理工作发挥着至关重要的作用。

一、病情评估与观察

通过全面、细致的评估与观察，护理人员能够及时了解患者的病情进展，为医生制订和调整治疗方案提供依据，同时为患者提供个性化的护理服务。

（一）生命体征与意识状态

生命体征是评估患者整体状况的重要指标，包括体温、脉搏、呼吸、血压等。护理人员应定期监测患者的生命体征，观察其是否稳定、有无异常波动。同时，意识状态也是反映患者病情严重程度的重要方面，护理人员应注意观察患者是否有意识模糊、嗜睡、昏迷等表现，以便及时发现并采取措施。

（二）疼痛性质与部位

疼痛是原发性肝癌患者常见的症状之一，其性质和部位对于判断病情具有重要意义。护理人员应详细询问患者的疼痛感受，了解疼痛的性质（如钝痛、刺痛、胀痛等）和部位，以便评估疼痛的严重程度和可能的原因。同时，护理人员还应观察患者疼痛的变化趋势，如疼痛是否加重、是否出现新的疼痛部位等，以便及时调整疼痛管理方案。

（三）消化道症状观察

消化道症状在原发性肝癌患者中较为常见，包括食欲不振、恶心、呕吐、腹胀等。护理人员应密切观察患者的消化道症状，了解其发生频率、持续时间及严重程度。同时，应注意观察患者的大便情况，如有无黑便、血便等消化道出血的征兆。对于出现严重消化道症状的患者，护理人员应及时通知医生，协助医生进行处理。

（四）肝功能监测

护理人员应定期监测患者的肝功能指标，如丙氨酸转氨酶（谷丙转氨酶，ALT）、天冬氨酸转氨酶（谷草转氨酶，AST）、胆红素等，以评估肝功能。

（五）腹水及黄疸情况

护理人员应注意患者腹部是否出现膨隆、压痛等腹水征象，同时注意患者皮肤及巩膜是否出现黄染等黄疸表现。对于出现腹水或黄疸的患者，护理人员应协助医生进行相应处理，如腹水引流、退黄治疗等。

（六）体重及营养状态

原发性肝癌患者往往存在营养不良、体重下降等问题。护理人员应定期测量患者的体重，观察其体重变化趋势。同时，应评估患者的营养状态，包括饮食摄入、消化吸收等方面的情况。对于营养不良的患者，护理人员应制订合理的饮食计划，提供营养支持，以改善患者的营养状况。

（七）并发症与肿瘤转移

原发性肝癌患者容易出现各种并发症和肿瘤转移的情况。护理人员应密切观察患者是否有出血、感染、肺转移等情况。如果发现患者出现并发症或肿瘤转移，护理人员应及时通知医生，协助医生进行紧急处理，确保患者的生命安全。

二、疼痛管理与护理

（一）疼痛评估与监测

护理人员应对患者疼痛的程度、性质、部位及持续时间进行全面评估，为制订个性化的疼痛管理方案提供依据。常用的疼痛评估工具有数字评分法、面部表情评分法等。护理人员应定期对患者进行疼痛评估，并根据评估结果调整疼痛管理方案。同时，应密切观察患者疼痛的变化情况，及时发现并处理异常疼痛。

（二）药物治疗策略

根据疼痛评估结果，医生会为患者制订合适的药物治疗方案，包括镇痛药物的种类、剂量、用药时间等。护理人员应严格遵医嘱给药，并注意观察患者用药后的反应和疼痛缓解情况，及时调整药物剂量或更换药物。同时，应向患者及家属介绍药物的作用、不良反应及注意事项，提高患者用药的依从性。

（三）非药物疼痛缓解法

除了药物治疗，非药物疼痛缓解法也是原发性肝癌疼痛管理的重要补充。这些方法包括物理疗法、心理干预等。物理疗法如冷敷、热敷、磁疗等可以缓解肌肉紧张和疼痛；按摩和针灸则通过刺激穴位来减轻疼痛；心理干预如认知行为疗法、放松训练等可以帮助患者调整心态，减轻疼痛感知。护理人员应根据患者的需求和实际情况，协助医生为患者制订合适的非药物疼痛缓解方案。

（四）心理支持与疏导

疼痛不仅给患者带来身体上的痛苦，还可能导致心理问题，如焦虑、抑郁等。因此，心理支持与疏导在原发性肝癌疼痛管理中同样重要。护理人员应耐心倾听患者的诉求和担忧，给予积极的心理支持和疏导。同时，应引导患者积极面对疾病和疼痛，树立战胜疾病的信心。对于需要心理治疗的患者，护理人员应协助医生进行转诊，为患者提供专业的心理治疗服务。

（五）环境优化与调整

舒适的环境有助于减轻患者的疼痛感知。护理人员应为患者提供一个安静、整洁、温馨的病房环境，保持室内温度适宜、空气流通。同时，应根据患者的需求和喜好，调整病房布置，为患者创造一个舒适、放松的休息空间。

（六）营养支持与指导

良好的营养状态有助于提高患者的疼痛耐受能力。护理人员应为患者提供个性化的营养支持与指导，包括制订合适的饮食计划、推荐富含营养的食物等。同时，应注意观察患者的饮食摄入和消化吸收情况，及时调整饮食方案，以满足患者的营养需求。

（七）日常活动与锻炼

适当的日常活动与锻炼可以促进血液循环、缓解疼痛。护理人员应根据患者的身体状况和疼痛程度，为其制订合适的运动计划，如散步、打太极拳等都是不错的选择。同时，应指导患者运用正确的锻炼方法，避免过度活动导致疼痛加重。

（八）定期随访与复查

护理人员应协助医生对患者进行定期随访，了解患者的疼痛状况、用药情况、生活质量等。同时，应根据随访结果调整疼痛管理方案，确保患者得到持续的疼痛管理和护理。

三、营养支持与饮食指导

护理人员应根据患者的营养状况和饮食需求，制订合理的饮食计划，为患者提供高蛋白、高热量、低脂肪、富含维生素和矿物质的食物。同时，应鼓励患者多吃新鲜蔬果等富含膳食纤维的食物，以促进肠道蠕动和排便。此外，护理人员还应关注患者的饮食卫生，避免食物污染和交叉感染的发生。

四、心理支持与情绪疏导

原发性肝癌患者往往面临巨大的心理压力，总是受到不良情绪的困扰，如焦虑、恐惧、抑郁等。因此，心理支持与情绪疏导是护理工作中不可或缺的一部分。护理人员应耐心倾听患者的倾诉，理解患者的感受和需求，给予积极的支持和鼓励。同时，应为患者提供有关疾病的信息和知识，使患者对疾病有正确认知，树立战胜疾病的信心。此外，护理人员还可以引导患者参与一些有益身心的活动，如听音乐、阅读、散步等，以缓解心理压力和焦虑情绪。

五、并发症预防与处理

（一）并发症预防

预防原发性肝癌并发症，关键在于早期诊断、积极治疗以及加强护理。首先，如果疑似患有肝癌，应尽早进行影像学检查和实验室检查，以明确诊断。一旦确诊，应根据病情选择合适的治疗方案，包括手术、化疗、放疗等。同时，加强对患者的营养支持和心理支持，提高患者的免疫力，有助于减少并发症的发生。

（二）腹腔内出血处理

腹腔内出血是原发性肝癌常见的并发症之一，可能由手术操作、肿瘤侵犯血管等原因引起。一旦发生腹腔内出血，应立即给予止血、输血等紧急处理措施。同时，应密切观察患者的生命体征和病情变化，必要时进行手术治疗，以控制出血并防止并发症的进一步发展。

（三）低血容量性休克处理

低血容量性休克是腹腔内出血等严重并发症导致的严重后果。在处理低血容量性休克时，首先要迅速补充血容量，维持患者的生命体征稳定。同时，应积极查找休克的原因，针对原因进行治疗。对于腹腔内出血引起的低血容量性休克，应在补充血容量的同时，进行止血处理，必要时进行手术治疗。

（四）肿瘤破裂出血处理

肿瘤破裂出血是原发性肝癌较为严重的并发症，一旦发生，病情往往较为危急。处理肿瘤破裂出血时，首先要迅速止血，维持患者的生命体征稳定。同时，应根据患者的具体情况，选择手术治疗、介入治疗、药物治疗等合适的处理方法。手术治疗通常包括切除破裂的肿瘤和止血操作；介入治疗则是对破裂肿瘤血管进行精准栓塞，达到止血目的；药物治疗则主要是使用止血药物辅助止血。

（五）上消化道出血处理

上消化道出血常由门静脉高压、胃黏膜损伤等原因引起。处理上消化道出血时，首先要评估患者的出血程度和原因，然后采取合适的止血措施。药物治疗是常用的止血方法，如使用质子泵抑制剂减少胃酸分泌，或使用止血药物。对于严重的上消化道出血，可能需要内窥镜治疗或手术治疗。同时，积极治疗原发病，降低门静脉压力，也是预防上消化道出血的重要措施。

六、药物治疗与护理措施

药物治疗作为原发性肝癌的主要治疗手段之一，在控制病情、缓解症状等方面发挥着重要作用。然而，药物治疗过程中会不可避免地出现一些不良反应，因此，有效的护理措施同样不可或缺。

（一）药物治疗概述

药物治疗旨在通过药物作用控制肿瘤生长、缓解症状、提高患者生活质量。在治疗过程中，医生会根据患者的具体病情和身体状况，制订个性化的药物治疗方案。患者需严格遵医嘱用药，确保药物疗效的发挥。

（二）常用药物种类

原发性肝癌的常用药物有化疗药物、靶向药物、免疫治疗药物等。化疗药物通过干扰肿瘤细胞的生长和分裂来发挥治疗作用；靶向药物则能够针对肿瘤细胞的特定靶点进行精确打击；免疫治疗药物则通过激活患者自身的免疫系统来攻击肿瘤细胞。不同药物具有不同的作用机制和适应证，患者应在医生指导下选择合适的药物进行治疗。

（三）药物不良反应监测

药物治疗过程中，患者可能会出现一系列不良反应，如恶心、呕吐、乏力、肝功能异常等。护理人员应密切监测患者的生命体征和症状变化，及时发现并处理不良反应。同时，应向患者及家属详细介绍使用药物可能出现的不良反应及应对措施，提高患者自我管理和应对的能力。

（四）日常生活护理

在日常生活中，护理人员应指导患者保持良好的生活习惯，如规律作息、适当运动等。同时，应为患者提供舒适的生活环境，保持病房整洁、安静。对于行动不便的患者，应协助其进行日常生活活动，确保患者的生活质量。

（五）病情观察与记录

护理人员应定期观察患者的症状、体征，了解其实验室检查结果，记录病情变化。如果出现异常情况，应及时向医生汇报并协助处理。同时，应了解患者的用药情况，确保患者按时、按量服药。

七、出院指导与随访

在患者出院前，护理人员应为患者进行详细的出院指导，包括饮食、休息、用药、复查等方面的注意事项。同时，应建立患者随访档案，定期对患者进行电话随访或门诊随访，了解患者的病情变化和康复情况，为患者提供进一步的指导和支持。

第十节 急性胆囊炎的护理

一、疾病概述与护理注意事项

急性胆囊炎是一种临床上较为常见的胆道系统感染性疾病，通常是由于胆道梗阻和细菌感染共同作用所致。患者主要表现为右上腹绞痛或持续性疼痛伴阵发性加剧，疼痛向右肩和背部放射，同时伴有恶心、呕吐、发热等症状。若不及时治疗，可能发展为胆囊坏疽或穿孔，甚至导致急性化脓性胆管炎、胆源性胰腺炎等严重并发症。因此，对急性胆囊炎患者进行有效的护理至关重要。

在护理急性胆囊炎患者时，首先需要全面了解疾病的发病机制、临床表现、治疗方案以及可能出现的并发症，以便为患者提供更具针对性的护理措施。同时，护理人员应密切关注患者的病情变化，及时与医生沟通，确保患者得到及时有效的治疗。

二、疼痛管理与缓解

对于轻度疼痛患者，可采用非药物性干预措施，如进行深呼吸、放松训练、转移注意力等。对于中重度疼痛患者，则需在医生指导下使用止痛药物。同时，护理人员应密切观察患者的疼痛变化情况，及时调整治疗方案。

此外，保持病房环境安静、整洁，为患者创造一个舒适的休息环境也有助于缓解疼痛。在患者疼痛发作时，护理人员应给予关心和支持，鼓励患者积极面对疼痛，树立战胜疾病的信心。

三、饮食调整与营养支持

急性期患者应禁食，以免食物刺激胆囊收缩加重病情。待病情稳定后，可逐渐过渡到低脂肪、低胆固醇、高膳食纤维的清淡饮食。鼓励患者多摄入新鲜蔬果等富含维生素的食物，以保证充足的营养摄入。对于营养不良或消化功能受损的患者，可给予肠内营养支持或肠外营养支持，以满足其营养需求。护理人员还应关注患者的饮食习惯，引导患者养成良好的饮食习惯，避免暴饮暴食、酗酒等不良行为，以预防胆囊炎复发。

四、并发症预防与观察

对于出现高热、寒战、黄疸等症状的患者，应警惕胆源性胰腺炎的发生；对于出现腹痛加剧、腹膜刺激征等体征的患者，应警惕胆囊坏疽或穿孔的可能。同时应加强对患者的健康教育，使患者了解胆囊炎的发病原因、预防措施及并发症的危害性。护理人员还应指导患者养成正确的饮食习惯和生活方式，以降低胆囊炎的复发风险。

五、心理疏导与情感支持

首先，应建立良好的护患关系，尊重患者的感受和需求。在患者感到疼痛或不适时，应给予关心和安慰，使患者感受到护理人员的关爱和支持。

其次，应针对不同患者的心理特点和需求，制订个性化的心理疏导方案。对于焦虑、恐惧的患者，可采用放松训练、深呼吸等方法缓解紧张情绪；对于抑郁、悲观的患者，可鼓励其积极参与康复活动，树立战胜疾病的信心。

此外，应加强与患者家属的沟通，让其了解患者的病情、治疗方案及预后情况。鼓励家属给予患者更多的关心和支持，为患者创造一个温馨、和谐的家庭氛围。

六、用药指导与监督

应确保患者按时、按量服药，避免漏服或误服药物。在给药前，护理人员应仔细核对药物名称、剂量和用法，确保药物使用的准确性。应观察患者服药后的反应和效果，及时向医生反馈药物疗效及患者出现的不良反应。对于出现不良反应的患者，应协助医生调整药物剂量或更换药物，确保患者安全用药。应加强对患者的用药教育，使患者了解药物的作用、不良反应及注意事项。还应指导患者正确使用药物，避免因用药不当导致病情加重或发生并发症。

七、出院宣教与健康指导

护理人员应向患者及家属介绍胆囊炎的发病原因、预防措施及日常保健知识；强调保持良好的生活习惯、饮食结构对预防胆囊炎的重要性；指导患者远离高脂肪、高胆固醇食物，多摄入富含膳食纤维和维生素的食物。还应提醒患者定期复查，以便及时发现并处理可能出现的问题。对于需要继续服药的患者，应告知其服药方法、剂量及注意事项，确保患者能够正确、安全地使用药物。

第十一节　胆囊癌的护理

一、心理支持与情绪疏导

胆囊癌作为一种严重的疾病，给患者带来了巨大的心理压力。患者在得知自己患有胆囊癌后，往往会出现焦虑、恐惧、抑郁等负面情绪，这些情绪不仅影响患者的心理健康，还可能影响治疗效果和康复进程。因此，心理支持与情绪疏导在胆囊癌护理中占据重要地位。

护理人员应与患者建立信任关系，积极倾听患者的需求和顾虑，了解患者的心理状态。针对不同患者，护理人员应采取个性化的心理疏导方法，如解释病情、提供治疗信息、鼓励患者积极参与治疗等。同时，护理人员应鼓励患者家属参与护理过程，给予患者支持和关爱，帮助患者树立战胜疾病的信心。

护理人员可以通过开展心理健康讲座、提供心理咨询服务等方式，帮助患者了解胆囊癌的相关知识，掌握应对负面情绪的方法。此外，护理人员还可以引导患者参与放松训练、冥想等活动，以缓解其紧张情绪，提高生活质量。

二、疼痛管理与观察

对于胆囊癌患者的疼痛管理，护理人员应首先评估患者的疼痛程度和性质，制订个性化的疼痛管理方案。对于轻度疼痛患者，可采用非药物性干预措施，如热敷、按摩、分散注意力等。对于中重度疼痛患者，应在医生指导下使用止痛药物，确保药物使用的安全性和有效性。

在疼痛管理过程中，护理人员应密切观察患者的疼痛变化情况，及时调整治疗方案。同时，护理人员应关注患者的疼痛描述和体验，倾听患者的反馈，确保疼痛管理措施的针对性和有效性。

三、饮食调整与营养支持

患者应选择清淡、易消化的食物，避免高脂肪、高胆固醇食物的摄入，以免加重胆囊的负担。同时，鼓励患者多摄入富含优质蛋白质、维生素和矿物质的食物，如瘦肉、鱼类、豆类、新鲜蔬果等，以满足身体对营养的需求。

食欲不佳或消化不良的患者可以采取少食多餐的进食方式，多选择营养丰富、易消化的食物。对于存在营养不良或消化功能受损的患者，护理人员可以协助医生进行肠内营养支持或肠外营养支持，以确保患者的营养摄入。

四、皮肤护理与观察

护理人员应使患者皮肤保持清洁和干燥，定期更换床单、衣物等，避免其皮肤受到刺激和感染。对于存在黄疸或皮肤瘙痒的患者，护理人员可以协助医生进行药物治疗或局部护理，以缓解患者的症状。护理人员应观察患者皮肤的变化情况，如是否有红肿、破溃、渗液等现象，及时采取相应的护理措施。如果发现患者出现皮肤问题，护理人员应及时向医生汇报，协助医生进行处理。

五、并发症预防与处理

对于出现胆道感染的患者，护理人员应协助医生进行抗感染治疗；对于出现胆瘘或出血的患者，护理人员应及时进行止血或引流处理。护理人员应加强对患者的健康教育，指导患者掌握预防并发症的方法，如保持伤口干燥、避免剧烈运动、合理饮食等。同时，护理人员还应关注患者的心理状态，及时给予心理疏导和支持，帮助患者应对并发症带来的心理压力。

六、康复锻炼与指导

护理人员应指导患者进行适当的运动锻炼，如散步、慢跑、打太极拳等，以增强患者的体质和免疫力。同时，应根据患者的身体状况和锻炼反应，适时调整锻炼强度和时间。护理人员还应指导患者进行日常生活能力的训练，如穿衣、洗漱、进食等，以提高患者的自理能力。对于存在功能障碍的患者，护理人员可以协助医生进行物理治疗或康复训练指导，以帮助患者恢复身体功能。

七、定期检查与随访

护理人员应协助医生制订患者的复查计划，明确复查的项目和时间。在复查前，护理人员应提醒患者做好相应的准备工作，如空腹、避免剧烈运动等。复查后，护理人员应及时向患者讲解检查结果，并根据医生的建议进行相应的处理。护理人员还应建立患者的随访档案，记录患者的病情变化、治疗情况、生活状态等信息；通过打电话等方式定期与患者保持联系，了解患者的康复情况，及时解答患者的疑问，并给予必要的指导和建议。

第十二节　急性胰腺炎的护理

急性胰腺炎是一种常见的急腹症，通常表现为胰腺组织的急性炎症。病因复杂多样，主要包括胆道疾病、酗酒、暴饮暴食、感染、外伤等。患者常出现剧烈腹痛、恶心、呕吐、发热等症状，病情严重时可导致胰腺组织坏死、感染、休克等并发症。

一、病情观察与记录

护理人员应密切观察患者的生命体征，包括体温、脉搏、呼吸、血压等，以及腹痛的部位、性质、程度和持续时间。同时，应注意观察患者的皮肤颜色、温度和湿度，以及有无黄疸、出血点等异常表现。此外，还需关注患者的心理状态，及时发现并处理患者的焦虑、恐惧等负面情绪。

在病情观察的基础上，护理人员应详细记录患者的病情变化，包括症状缓解或加重、治疗反应等信息，以便为医生提供准确、全面的病情资料，为制订和调整治疗方案提供依据。

二、疼痛管理与缓解

对于轻度疼痛患者，可通过热敷、按摩等物理方法缓解疼痛；对于中重度疼痛患者，应在医生指导下使用止痛药物，并确保药物使用的安全性和有效性。护理人员应指导患者采取正确的体位，如半卧位或侧卧位，以减轻腹部压力和疼痛。同时，应保持病房安静、舒适，为患者提供良好的休息环境。

三、饮食护理

急性期患者应严格禁食，以减少胰液分泌，减轻胰腺负担。待病情稳定后，可根据患者的恢复情况逐渐过渡到低脂、低蛋白、高维生素的清淡饮食。

在饮食护理过程中，护理人员应详细向患者讲解饮食调整的重要性，使患者能够积极配合。同时，应根据患者的口味和饮食习惯，制订合理的饮食计划，确保患者获得足够的营养支持。

四、药物治疗配合

护理人员应遵医嘱准确、及时地为患者提供药物治疗，常用的药物主要有抗生素、抑酸剂、生长抑素等。

在药物治疗过程中，护理人员应了解各种药物的作用机制、用法用量及可能出现的不良反应，以便及时发现并处理药物相关问题。同时，应向患者讲解药物治疗的目的和重要性，使患者能够主动配合治疗。

此外，护理人员还应密切关注患者的病情变化，及时调整药物治疗方案，确保治疗的有效性和安全性。

五、预防感染措施

护理人员应保持病房清洁、整洁，定期开窗通风，减少空气中的病菌含量。同时，应加强对患者的个人卫生指导，指导其勤洗手、勤换衣物等，以降低感染风险。在进行各种治疗、护理操作时，护理人员应严格执行无菌操作原则，严格遵循消毒、灭菌制度，防止医源性感染的发生。

六、心理支持与情绪疏导

护理人员应与患者建立信任关系，积极倾听患者的需求和顾虑，了解患者的心理状态。针对不同的患者，护理人员应采取个性化的心理疏导方法，如解释病情、提供治疗信息、鼓励患者积极参与治疗等。护理人员可以通过开展心理健康讲座、提供心理咨询服务等方式，帮助患者了解急性胰腺炎的相关知识，掌握应对负面情绪的方法。同时，应鼓励患者家属参与护理过程，给予患者支持和关爱，帮助患者树立战胜疾病的信心。

七、出院指导与随访

患者出院前，护理人员应进行详细的出院指导，包括饮食调整、生活方式改变、药物服用等方面的注意事项。同时，应提醒患者定期复查，监测病情变化。

通过随访，护理人员可以了解患者的康复情况，及时发现并处理潜在问题。同时，护理人员还可以向患者提供持续的健康教育，帮助患者提高自我管理能力，预防疾病的复发。

第三章
神经系统疾病的护理

第一节　脑缺血性疾病（脑栓塞、脑血栓）的护理

脑缺血性疾病是一类由于脑部血管阻塞导致血液供应不足，进而引起脑组织缺血、缺氧、坏死的疾病。脑栓塞和脑血栓是其中最常见的两种类型。这类疾病严重影响患者的生活质量，甚至威胁生命。因此，对于脑缺血性疾病患者的护理工作至关重要。

一、病情评估与观察

（一）症状与体征观察

1. 症状观察：密切观察患者的临床症状，如头痛、头晕、恶心、呕吐等，以及肢体麻木、无力、言语不清等神经功能缺损症状。这些症状的出现和变化可反映患者的病情严重程度及进展情况。

2. 体征检查：对患者进行全面的体格检查，包括意识状态、瞳孔变化、肢体活动情况等。注意有无病理反射、脑膜刺激征等体征，以便及时发现并处理可能出现的问题。

（二）影像学检查评估

1. 头颅 CT 扫描：通过头颅 CT 扫描观察脑组织的形态、密度及结构变化，判断是否存在梗死灶、出血灶等异常改变。

2. 头颅 MRI 检查：MRI 检查对于脑缺血性疾病的诊断具有更高的敏感性和特异性，可清晰显示梗死灶的位置、大小及范围，有助于判断病情的严重程度。

（三）血液指标监测

1. 血糖监测：脑缺血性疾病患者常出现血糖升高的情况，需密切监测其血糖水平，及时调整治疗方案，避免低血糖或高血糖的发生。

2. 血脂监测：血脂异常是脑缺血性疾病的重要危险因素之一，定期监测血脂水平有助于评估患者的病情及治疗效果。

（四）意识状态及瞳孔变化

1. 意识状态评估：通过询问患者或其家属，了解患者的意识状态，如清醒、嗜睡、昏迷等，以便及时发现并处理意识障碍。

2. 瞳孔变化观察：观察患者瞳孔的大小、形状及对光反射情况，有助于判断其是否存在颅内压增高、脑疝等严重并发症。

（五）生命体征监测

1. 体温监测：脑缺血性疾病患者可能出现发热或体温过低的情况，需密切监测其体温变化，及时处理异常情况。

2. 呼吸、心率及血压监测：通过监测患者的呼吸、心率及血压等生命体征，了解患者的循环和呼吸系统状况，为制订治疗方案提供依据。

（六）并发症观察

1. 肺部感染：脑缺血性疾病患者由于长期卧床、存在吞咽功能障碍等，易发生肺部感染，需密切观察患者的呼吸道症状及体征，及时采取措施预防和治疗。

2. 深静脉血栓：患者下肢活动减少可能导致深静脉血栓的形成，需关注患者下肢有无肿胀、疼痛等症状，必要时进行超声检查以明确诊断。

二、生活护理

1. 饮食护理：指导患者进食低盐、低脂、高膳食纤维的食物，避免摄入辛辣刺激性食物。对于吞咽困难的患者，可采用鼻饲或流质饮食。

2. 休息与睡眠：保证患者拥有充足的睡眠，避免过度劳累。为患者提供安静、舒适的环境，减少外界干扰。

3. 大小便护理：保持患者大小便通畅，预防便秘和尿潴留。对于排便困难的患者，可给予适当的药物或采用物理方法协助其排便。

三、心理支持与安抚

1. 心理评估：评估患者的心理状态，了解患者的焦虑、抑郁等情绪问题。

2. 心理疏导：针对患者的心理问题，采取个性化的心理疏导方法，如倾听、解释、鼓励等，帮助患者树立战胜疾病的信心。

3. 家属参与：鼓励患者家属积极参与护理过程，给予患者情感支持和关爱，与患者共同面对疾病带来的挑战。

四、康复锻炼与指导

（一）康复锻炼原则

1. 个性化原则：根据患者的具体病情、年龄、身体状况等因素，制订个性化的康复锻炼计划。

2. 循序渐进原则：康复锻炼应从简单到复杂，从轻度到重度，逐步增加锻炼的难度和强度。

3. 综合性原则：康复锻炼应综合考虑患者的各种功能障碍，进行多方面的锻炼和训练。

（二）具体康复锻炼方法

1. 肢体功能锻炼：进行关节活动度训练、肌肉力量训练、平衡与协调性训练等。通过被动运动和主动运动，促进肢体功能的恢复。

2. 语言与认知功能训练：针对患者的失语、构音障碍等问题，进行语言康复训练；针对认知功能障碍，进行记忆、注意力、思维等方面的训练。

3. 日常生活能力训练：进行穿衣、洗漱、进食等日常活动的训练，帮助患者提高自理能力。

（三）康复锻炼指导

1. 制订详细的锻炼计划：根据患者的具体情况，制订明确的锻炼计划，包括锻炼的时间、频率、方式等。

2. 正确的锻炼姿势和方法：指导患者掌握正确的锻炼姿势和方法，避免错误的动作导致损伤或加重症状。

3. 锻炼过程中的注意事项：提醒患者在锻炼过程中注意安全，避免跌倒或出现其他意外情况；同时，注意锻炼过程中的身体反应，如有不适及时停止锻炼并就医。

（四）康复锻炼的评估与调整

1. 定期评估康复效果：通过定期评估，了解患者的康复进展和存在的问题，为调整锻炼计划提供依据。

2. 及时调整锻炼计划：根据评估结果和患者的反馈，适时调整锻炼计划，以更好地满足患者的康复需求。

五、药物治疗与观察

（一）药物种类与剂量

1. 药物种类：针对脑缺血性疾病，常用的药物主要有溶栓药、抗血小板药、抗凝药、改善脑循环的药物等。具体用药应根据患者的病情和医生的建议进行选择。

2. 药物剂量：药物的剂量应根据患者的体重、年龄、病情严重程度等因素进行调整。一般来说，应遵循从小剂量开始，逐步调整至合适剂量的原则，以避免用药过量或不足。

（二）用药方式与用药时间

1. 用药方式：用药方式有口服、静脉注射等。具体方式应根据药物的性质、患者的病情以及医生的建议进行确定。

2. 用药时间：用药时间应严格遵医嘱。如果需要持续使用药物，应确保药物供应的连续性，以免因停药或漏服而影响疗效。

（三）药物不良反应观察

在药物治疗过程中，应密切观察药物的不良反应。常见不良反应有出血、过敏反应、胃肠道不适等。一旦发现患者出现不良反应，应及时告知医生，以便调整药物剂量或更换药物。

（四）神经功能评估

在药物治疗过程中，应定期对患者进行神经功能评估，以了解药物对神经功能的影响。评估内容包括患者的意识状态、言语功能、肢体活动情况等。通过评估，可以及时发现并处理神经功能问题，调整治疗方案。

（五）生命体征监测

应密切监测患者的体温、脉搏、呼吸、血压等生命体征，以及时发现并处理异常情况。对于生命体征不稳定的患者，应加强监测和护理。

（六）皮肤黏膜出血观察

脑缺血性疾病患者在使用抗凝药、抗血小板药等药物时，容易出现皮肤黏膜出血。因此，应密切观察患者的皮肤黏膜是否有出血现象，如紫癜、瘀斑等。一旦发现患者皮肤黏膜出血，应立即告知医生，以便调整药物剂量或停药。

（七）消化道出血观察

应密切观察患者有无呕血、黑便等消化道出血症状。一旦发现患者消化道出血，应立即停止使用可能导致出血的药物，并进行相应的治疗。

六、并发症预防与处理

（一）早期识别与诊断

早期识别脑缺血性疾病及其并发症的症状，对及时干预和有效治疗具有重要意义。患者及家属应了解脑缺血性疾病的常见症状，如头痛、头晕、肢体麻木等，一旦出现这些症状，应及时就医。医生应通过详细的病史询问、体格检查和必要的辅助检查（如头颅 CT、MRI 等），对疾病进行准确诊断，以便制订针对性的治疗方案。

（二）控制危险因素

脑缺血性疾病的发生与多种危险因素密切相关，如高血压、糖尿病、血脂异常等。因此，控制这些危险因素是预防并发症的重要手段。患者应积极治疗原发疾病，如服用降压药、降糖药、降脂药等；同时保持良好的生活习惯，如戒烟限酒、采用低盐低脂饮食等。

（三）调整生活方式

患者应保持规律作息，避免熬夜和过度劳累；适当进行体育锻炼，增强身体素质；保持良好的心态，避免情绪波动和过度焦虑。

（四）定期体检与监测

定期体检与监测有助于及时发现脑缺血性疾病及其并发症的变化情况。患者应定期进行血压、血糖、血脂等的监测，以及头颅影像学检查，以便医生根据检查结果调整治疗方案。

（五）尽早处理并发症

一旦出现脑缺血性疾病的并发症，如肺部感染、消化道出血等，应尽早进行处理。医生应根据并发症的类型和严重程度，制订针对性的治疗方案，如抗感染、止血等。同时，患者应积极配合医生的治疗，保持良好的心态。

总之，脑缺血性疾病的并发症预防与处理是一个综合性过程，需要患者、家属和护理人员的共同努力。通过早期识别与诊断、控制危险因素、调整生活方式、定期体检与监测、尽早处理并发症等多方面的措施，可以有效降低并发症的发生风险。

七、健康教育与出院指导

1. 健康教育：应向患者及家属普及脑缺血性疾病的相关知识，包括病因、预防、治疗、康复等方面的内容，提高其疾病认知和自我管理能力。

2. 出院指导：在患者出院前，对其进行详细的出院指导，包括用药指导、康复锻炼指导等，以助力患者康复。

八、护理效果评价与反馈

1. 护理效果评价：通过定期评估患者的神经功能、生活质量等指标，评价护理工作的效果。

2. 反馈与改进：根据评价结果，及时调整护理措施和方法，不断提高护理质量。同时，将患者的反馈和建议纳入护理工作的改进中，提升患者的满意度和信任度。

第二节　癫痫的护理

一、疾病基础知识普及

癫痫是一种常见的神经系统疾病。癫痫发作时，患者可能出现意识丧失、抽搐、口吐白沫等症状，这会给患者的身心健康带来严重影响。

护理人员需要了解癫痫的发病原因。癫痫可由多种因素引起，如遗传因素、脑部疾病、外伤等。了解这些原因有助于护理人员更好地预防和控制患者癫痫的发作。同时护理人员还需要了解癫痫发作的类型和表现。不同类型的癫痫发作具有不同的症状和表现，如部分性发作、全面性发作等。了解这些症状有助于护理人员及时发现并处理癫痫发作。癫痫的治疗主要包括药物治疗、手术治疗等，预后因人而异。通过了解这些知识，护理人员可以帮助患者树立信心，使其积极配合治疗。

二、紧急救护措施

护理人员在确保安全的前提下，将患者放置在平坦的地面或床上，避免周围有尖锐或易碎的物品，以免患者在癫痫发作过程中受伤。同时，应解开患者的衣领和腰带，使其呼吸道保持通畅。护理人员还应观察并记录患者癫痫发作的情况，包括发作的持续时间、症状表现等，以便为医生提供准确的病史资料。在紧急救护过程中，护理人员要保持冷静，不要惊慌失措。

三、用药指导与监督

护理人员需告知患者遵医嘱服药。患者应按照医生的嘱咐，按时、按量服用药物，不得随意更改药物剂量或停药。如有任何疑问或不适，应及时向医生咨询。抗癫痫药物可能会引起一些不良反应，如头晕、乏力、恶心等。患者家属应密切关注患者的身体状况，如患者出现不适症状，应及时就医。

四、日常生活指导

患者应保持良好作息，保证睡眠充足，避免熬夜和过度劳累。同时，应适当进行体育锻炼，增强体质。癫痫发作可能受到一些因素的影响，如情绪激动、过度劳累等。患者应尽量远离这些诱发因素，以降低癫痫发作的风险。

五、心理支持与情绪疏导

护理人员要关注患者的心理状态，了解患者的情绪变化，及时发现并处理患者出现的心理问题。对于存在焦虑、抑郁等情绪问题的患者，护理人员可以引导其进行心理咨询或寻求专业心理医生的帮助。家属的关爱和支持也非常重要。家属应给予患者足够的关心和支持，鼓励患者勇敢面对疾病，积极面对生活。

六、康复训练与监测

护理人员需针对患者的具体情况，制订个性化的康复计划，包括肢体功能训练、语言功能训练等，以帮助患者恢复受损的功能。护理人员还应定期进行癫痫发作的监测。通过记录癫痫发作的频率、持续时间等信息，可以评估治疗效果，为调整治疗方案提供依据。

七、家属参与与培训

护理人员需向患者家属普及癫痫的基础知识，让其了解癫痫的发病原因、症状表现、治疗方法等，以便更好地照顾患者。护理人员还应对患者家属进行培训，使其掌握紧急救护措施，知道如何在患者癫痫发作时保护其安全、如何正确拨打急救电话等。

八、预防复发与宣教

护理人员需向患者及家属强调遵医嘱的重要性，让其明白按时服药、定期随访的重要性，以减少复发风险。同时护理人员需向患者及家属宣传癫痫的预防措施，如远离诱发因素、保持良好的生活习惯等，以降低癫痫发作的风险。

第三节　吉兰－巴雷综合征的护理

吉兰－巴雷综合征（GBS），旧称格林－巴利综合征，是一种急性或亚急性起病的自身免疫介导的周围神经病，常累及脑神经。

一、病情观察与记录

1. 密切观察患者的生命体征，包括体温、脉搏、呼吸、血压，以及意识状态的变化。一旦发现异常，应立即通知医生。

2. 评估患者的肌力、肌张力、腱反射、深浅感觉等神经功能状态，记录其变化情况，以便及时发现病情进展或好转。

3. 密切关注患者可能出现的并发症，如肺部感染、尿路感染、压疮等，并采取相应的预防措施。

二、疼痛管理

1. 评估患者的疼痛程度和性质，制订个性化的疼痛管理方案。

2. 遵医嘱给予镇痛药物，观察药物疗效及不良反应，及时调整药物剂量或种类。

3. 采用非药物性镇痛方法，如热敷、按摩、针灸等，以缓解患者疼痛。

三、神经功能康复

1. 根据患者的神经功能损害情况，制订个性化的康复计划，包括肌力训练、平衡训练、感觉功能训练等。

2. 指导患者进行主动运动和被动运动，以促进神经功能恢复。

3. 借助康复器械和辅助设备，提高患者的运动能力和生活质量。

四、药物治疗与监测

1. 确保患者按时、按量服药，避免漏服或误服药物。

2. 观察药物疗效及不良反应，如出现过敏反应、胃肠道反应等，及时报告医生并采取相应措施。

3. 告知患者药物治疗的重要性，提高患者服药的依从性。

五、心理支持与情绪疏导

1. 与患者建立良好的关系，倾听患者的诉求和困扰，给予关心和安慰。

2. 针对患者的心理问题，进行心理疏导和干预，帮助患者树立战胜疾病的信心。

3. 请心理医生或心理咨询师参与患者的心理护理工作，提供专业的心理支持和指导。

六、营养与饮食指导

1. 根据患者的营养需求和消化能力，制订个性化的饮食计划。

2. 指导患者选择易消化、营养丰富的食物，如高蛋白、低脂肪、富含维生素的食物。

3. 鼓励患者采用少食多餐的方式进食，避免暴饮暴食或过度饥饿。

七、预防并发症

1. 保证患者呼吸道通畅，鼓励患者深呼吸和咳嗽，定期为其翻身、拍背，防止肺部感染。

2. 协助患者进行肢体被动运动，并为其按摩，促进血液循环，预防深静脉血栓的形成。

3. 加强对患者的皮肤护理，使其皮肤保持清洁干燥，预防压疮和感染。

八、出院指导与随访

1. 向患者及家属详细交代出院后的注意事项，包括继续服药、定期复查、功能锻炼等。

2. 指导患者及家属掌握简单的康复技能和方法，以便患者在家中继续进行康复锻炼。

3. 定期进行电话随访或门诊随访，了解患者的康复情况，及时解答患者的疑问。

第四节　帕金森病的护理

帕金森病（PD），又称震颤麻痹，是一种常见的神经退行性疾病，主要影响患者的运动功能，使患者出现静止性震颤、运动迟缓、肌强直、姿势平衡障碍等症状。

一、病情评估与监测

在帕金森病患者的护理中，首先需要对患者的病情进行全面评估。这包括了解患者的病史、症状表现、病情进展情况等。通过评估，可以制订个性化的护理计划，以满足患者的实际需求。同时，定期监测患者的病情变化也是护理工作的重点。护理人员应密切观察患者的震颤、肌强直、运动迟缓等症状的变化，以及可能出现的并发症，如抑郁、睡眠障碍等。一旦发现异常，应及时通知医生，以便及时调整治疗方案。

二、日常活动协助

帕金森病患者的日常活动可能受到严重限制，因此护理人员需要在日常生活中给予患者必要的协助，例如，帮助患者穿衣、洗漱、进食等。在协助患者活动时，应保证患者的舒适和安全，避免过度用力或不当操作导致患者受伤。同时，应鼓励患者积极参与日常活动，提高生活自理能力，这有助于改善其生活质量。

三、安全环境的营造

为了确保患者的安全，护理人员需要营造一个安全、舒适的环境。首先，应保证患者居住环境整洁和卫生，避免滑倒、摔倒等意外事件发生。其次，针对患者的震颤症状，可以在患者的床铺、椅子等地方设置防护栏或扶手，以便患者在需要时能够稳定地支撑自己。此外，还应保证患者居住环境温度适宜、光线充足，以免不良环境因素对患者造成不利影响。

四、饮食调整与营养支持

在饮食方面，建议患者多摄入富含蛋白质、维生素和矿物质的食物，如瘦肉、鱼类、豆类、新鲜蔬果等。同时，应注意控制脂肪和糖分的摄入，以保持健康的体重。此外，护理人员还应关注患者的饮水情况，鼓励患者适量饮水，保持身体水分平衡。

五、心理支持与情绪疏导

护理人员应主动与患者沟通，了解其心理需求和困惑，给予关心和安慰。同时，可以引导患者参与一些有益于心理健康的活动，如听音乐、阅读、绘画等，以缓解压力、放松心情。对于有严重心理问题的患者，应及时寻求心理医生的帮助，对其进行专业的心理疏导和治疗。

六、用药指导与监督

帕金森病患者通常需要长期服用抗帕金森病药物来控制症状。因此，用药指导与监督是护理工作的重要组成部分。护理人员应确保患者按时、按量服药，避免漏服或误服药物。同时，要密切观察药物对患者的作用及可能产生的不良反应，如恶心、呕吐、头晕等。一旦发现异常，应及时通知医生，以便调整药物剂量或更换药物种类。此外，护理人员还应向患者及家属普及药物知识，让患者了解药物的作用、用法及注意事项，提高用药的依从性。

七、康复训练与指导

护理人员应根据患者的具体情况，制订个性化的康复计划，包括物理治疗、运动疗法、语言训练等。在康复过程中，护理人员应耐心指导患者进行各项训练，帮助患者逐渐改善运动功能、提高生活质量。同时，应鼓励患者积极参与康复活动，增强其自信心和积极性。

八、家属参与与培训

护理人员应向患者家属介绍帕金森病的基本知识、护理技巧及注意事项，帮助其更好地照顾患者。同时，应鼓励家属积极参与患者的康复训练和心理支持工作，与患者共同面对疾病带来的挑战。通过与患者家属的紧密配合，可以进一步提高护理效果。

第五节　重症肌无力的护理

重症肌无力（MG）是一种慢性神经肌肉疾病，主要表现为肌肉无力和易疲劳。患者常因肌肉无力而影响日常生活，因此，科学的护理对于改善患者生活质量、减轻症状具有重要意义。

一、疾病认知与心理支持

首先，应对患者进行疾病认知教育，使其了解重症肌无力的发病机制、临床表现、治疗方法及护理要点。这有助于患者正确看待疾病，树立战胜疾病的信心。同时，护理人员应关注患者的心理状态。重症肌无力患者常因病情反复、治疗周期长而出现焦虑、抑郁等心理问题，护理人员应倾听患者的诉求，提供心理支持，帮助其建立积极的生活态度。

二、日常活动与生活护理

护理人员应协助患者进行日常活动，如起床、穿衣、洗漱等，注意保持动作轻柔，避免过度用力导致其肌肉疲劳。同时，应保证患者居住环境整洁、安静、舒适，减少不良环境因素对患者的刺激。此外，应鼓励患者保持规律作息，保证睡眠充足，以帮助缓解肌肉疲劳。

三、饮食调整与营养支持

护理人员应根据患者的营养需求和消化能力，制订个性化的饮食计划。建议患者多摄入富含蛋白质、维生素和矿物质的食物，如瘦肉、鱼类、豆类、新鲜蔬果等。同时，应避免摄入过多油腻、辛辣食物及其他刺激性食物，以免加重胃肠道负担。此外，应鼓励患者摄入充足的水分，以维持身体的正常代谢。

四、呼吸管理与应急措施

护理人员应密切观察患者的呼吸状况，一旦发现其呼吸困难，应立即采取应急措施，如调整患者体位、给予吸氧等。同时，应指导患者学会正确使用呼吸辅助设备，以便在必要时能够进行自我救助。此外，护理人员还应向患者及家属普及紧急情况下的自救和呼救方法，提高其应对突发事件的能力。

五、药物治疗与监督

护理人员应协助患者按时、按量服药，并密切观察药物疗效及不良反应。常见的药物不良反应有胃肠道不适、头痛、失眠等。如有异常，护理人员应及时向医生反映，以便调整药物剂量或更换药物种类。同时，应提醒患者及家属切勿自行增减药物剂量或更换药物，以免影响治疗效果。

六、并发症预防与处理

重症肌无力患者可能出现多种并发症，如肺部感染、尿路感染等。护理人员应重视并发症的预防工作，如保证患者呼吸道通畅、定期为其翻身拍背，以预防肺部感染；鼓励患者多喝水、勤排尿，以预防尿路感染等。一旦发现患者出现并发症，应及时采取护理措施，如给予抗感染治疗、加强营养支持等，以促进患者康复。

七、康复锻炼与活动指导

护理人员应根据患者的具体情况，制订个性化的康复锻炼计划，指导患者进行适当的肌肉锻炼和活动。康复锻炼应遵照循序渐进、量力而行的原则，避免过度运动导致肌肉疲劳和损伤。同时，应鼓励患者积极参与社交活动，与他人交流，以帮助其改善心理状态、提高生活质量。

第六节　急性脊髓炎的护理

急性脊髓炎是一种严重的神经系统疾病，可能导致脊髓功能障碍，严重影响患者的日常生活。

一、心理支持与情绪疏导

急性脊髓炎患者往往因病情严重、康复周期长而感到焦虑、恐惧和绝望。护理人员应主动与患者沟通，了解其心理状态，耐心解答患者的疑问，给予其心理支持。同时，应鼓励患者树立战胜疾病的信心，积极参与治疗和康复训练，争取早日康复。

二、饮食调整与营养支持

急性脊髓炎患者因病情影响，可能出现吞咽困难、食欲不振等症状，导致营养摄入不足。护理人员应根据患者的营养需求和消化能力，制订个性化的饮食计划。建议患者选择高蛋白、高维生素、易消化的食物，如瘦肉、鱼类、豆类、新鲜蔬果等。同时，应避免摄入辛辣、油腻食物及其他刺激性食物，以免加重胃肠道负担。此外，应鼓励患者多喝水，保持身体水分平衡。

三、活动与休息指导

急性脊髓炎患者在病情稳定后，应逐步进行活动与锻炼。护理人员应根据患者的具体情况，制订合适的活动与休息计划。在急性期，患者应卧床休息，避免剧烈运动，以免加重病情。随着病情的好转，可逐渐增加床上活动，如翻身、抬腿等。待患者具备一定的行动能力后，可逐渐下床活动，进行站立、行走等康复训练。在活动期间，护理人员应密切关注患者的身体状况，避免其过度劳累。

四、皮肤与体位护理

急性脊髓炎患者由于长期卧床，皮肤受到压迫和摩擦，容易出现皮肤破损、感染等并发症。护理人员应定期协助患者翻身、更换体位，避免长时间保持同一姿势。同时，应保证患者皮肤清洁、干燥，避免使用刺激性的洗漱用品。对于已经出现的皮肤破损或感染，应及时进行处理，避免感染扩散。

五、呼吸道护理

急性脊髓炎患者可能因呼吸肌麻痹、排痰困难等，出现呼吸道感染、肺不张等并发症。护理人员应定期为患者翻身拍背，促进其痰液排出。同时，应保证患者呼吸道通畅，及时为其清理分泌物和呕吐物。对于排痰困难的患者，可使用吸痰器等辅助设备进行排痰。在护理过程中，应密切观察患者的呼吸状况，一旦发现异常，应及时通知医生处理。

六、泌尿系统护理

急性脊髓炎患者可能因神经功能障碍导致排尿困难或尿失禁。对于排尿困难的患者，护理人员可协助其使用导尿管进行排尿。同时，应保持患者会阴部清洁、干燥，避免感染。对于尿失禁的患者，应及时为其更换尿布或内裤，保持床铺的清洁和干燥。此外，应鼓励患者多喝水，以促进尿液排出，预防尿路感染。

七、并发症预防与处理

急性脊髓炎患者可能出现多种并发症，如压疮、深静脉血栓、肺部感染等。护理人员应密切观察患者的病情变化，及时发现并处理并发症。对于已经出现的并发症，应根据其性质和严重程度采取相应的护理措施。例如，对于压疮，应加强对患者的皮肤护理，增加翻身次数；对于深静脉血栓，可协助患者进行肢体被动运动，为其按摩等。

八、康复训练与随访

护理人员应根据患者的具体情况，制订个性化的康复训练计划，指导患者进行肌肉锻炼、平衡训练等功能性锻炼。同时，应鼓励患者积极参与康复训练，逐步提高生活自理能力。在患者出院前，应进行全面的评估和指导，确保患者掌握必要的自我护理技能和知识。在患者出院后，应定期对其进行电话随访或门诊随访，了解患者的康复情况和遇到的问题，提供必要的指导和帮助。

第七节　单纯疱疹病毒性脑炎的护理

单纯疱疹病毒性脑炎是由单纯疱疹病毒引起的一种严重的中枢神经系统感染性疾病。该病起病急骤，病情严重，常伴有高热、头痛、呕吐、意识障碍等临床表现。

一、病情观察与记录

护理人员应定时监测患者的体温、脉搏、呼吸、血压等生命体征，并详细记录。同时，应关注患者的意识状态、瞳孔变化、肢体活动情况等，以便及时发现病情恶化或并发症的发生。此外，护理人员还应观察患者有无呕吐、抽搐、呼吸困难等症状，如有异常应及时报告医生进行处理。

二、药物治疗与监督

单纯疱疹病毒性脑炎患者需接受抗病毒药、抗炎药、脱水降颅压药等药物的治疗。护理人员应遵医嘱准确给药，确保药物剂量、用法和使用时间的准确性。同时，应密切观察药物的疗效和不良反应（如肝肾功能损害、过敏反应等），如有异常，应及时通知医生调整治疗方案。此外，护理人员还应加强输液管理，避免输液过快或过多导致患者出现心力衰竭、肺水肿等并发症。

三、生活护理与照顾

护理人员应保证患者床铺整洁、干燥，定期为患者更换床单、被罩等物品，预防患者出现皮肤感染。同时，应定期为患者翻身、拍背，促进其痰液排出，预防肺部感染。对于行动不便的患者，应为其提供安全舒适的环境，防止跌倒、坠床等意外发生。此外，护理人员还应保证患者口腔、皮肤的清洁，预防感染。

四、心理支持与情绪疏导

护理人员应主动与患者沟通，了解其心理状态，给予其心理支持。同时，应向患者讲解病情、治疗方案和康复过程，增强其战胜疾病的信心。此外，还应鼓励患者进行有益身心的活动，如听音乐、阅读等，以缓解压力，调节情绪。

五、饮食与营养指导

护理人员应根据患者的营养需求和消化能力，制订个性化的饮食计划。建议患者选择高蛋白、高维生素、易消化的食物，如瘦肉、鱼类、豆类、新鲜蔬果等。同时，应避免摄入辛辣、油腻食物及其他刺激性食物，以免加重胃肠道负担。此外，鼓励患者多喝水，保持身体水分平衡，以帮助毒素排出和药物代谢。

六、并发症预防与应对

单纯疱疹病毒性脑炎患者易发生多种并发症，如肺部感染、尿路感染、压疮等。护理人员应密切观察患者的病情变化，及时发现并处理并发症。对于肺部感染，应增加翻身拍背次数、促进痰液排出；对于尿路感染，应保持会阴部清洁干燥、定期更换尿布等物品；对于压疮，应定期翻身、保持皮肤清洁干燥。同时，应加强对患者及家属的宣教工作，提高其预防并发症的能力。

七、康复训练与指导

护理人员应根据患者的具体情况，制订个性化的康复训练计划。在急性期，应以床上活动为主，如翻身、抬腿等；在恢复期，可逐渐下床活动，进行站立、行走等训练。同时，应加强对患者日常生活能力的训练，如穿衣、洗漱、进食等。在康复训练过程中，应给予患者足够的鼓励和支持，帮助其树立信心，积极面对康复训练的挑战。

八、健康教育与随访

护理人员应向患者及家属普及单纯疱疹病毒性脑炎的相关知识，包括病因、临床表现、治疗方法、预防措施等，提高患者对疾病的认知和自我护理能力。同时，应建立患者档案，定期进行电话随访或门诊随访，了解患者的康复情况和遇到的问题，提供必要的指导和帮助。通过健康教育和随访，可以有效地加速患者的康复进程，降低疾病复发率，提高其生活质量。

第四章 泌尿系统疾病的护理

第一节 肾小球肾炎的护理

肾小球肾炎会对患者的身体健康和生活质量造成严重影响。护理工作在肾小球肾炎的治疗过程中起着至关重要的作用。

一、疾病认知与教育

护理人员应向患者详细讲解肾小球肾炎的发病机制、临床表现、治疗方案、预后等，提高患者对疾病的认知。同时，应告知患者如何预防并发症，如保持良好的生活习惯和饮食方式，以便更好地控制病情。

二、病情观察与记录

护理人员应定期监测患者的生命体征，包括体温、脉搏、呼吸、血压等，并详细记录。同时，应观察患者尿液的颜色、量及性状，以及有无水肿、高血压等临床表现，以便及时发现病情变化并采取相应措施。

三、用药指导与监督

肾小球肾炎患者需要接受多种药物的治疗，如免疫抑制剂、利尿剂、降压药等。护理人员应指导患者正确用药，告知患者药物的用法、剂量和注意事项等。同时，应关注药物的不良反应和相互作用，及时调整治疗方案，确保患者的用药安全。

四、饮食调整与营养支持

护理人员应根据患者的肾功能状况和营养需求，制订个性化的饮食计划。建议患者选择低盐、低脂、含优质蛋白质的食物，如瘦肉、鱼类等。同时，应增加新鲜蔬果的摄入，保持营养均衡；避免摄入过多的钠、钾等电解质，以免加重肾脏负担。

五、休息与活动指导

适当的休息和锻炼有助于肾小球肾炎患者的康复。在急性期，患者应卧床休息，避免剧烈运动和劳累。随着病情的好转，可逐渐增加床上活动，如翻身、抬腿等。待病情稳定后，可下床进行轻度活动，如散步、打太极拳等，以促进血液循环和身体恢复。

六、心理支持与情绪疏导

肾小球肾炎病程较长，患者常因疾病困扰而产生焦虑、抑郁等负面情绪。护理人员应关注患者的心理状态，为其提供心理支持，鼓励患者积极面对疾病，树立战胜疾病的信心。同时，应与患者家属保持密切沟通，共同为患者提供情感支持。

七、并发症预防与应对

肾小球肾炎患者易发生感染、肾功能恶化等并发症。护理人员应密切关注患者的病情变化，及时发现并处理并发症。对于感染，应保证患者皮肤、口腔和会阴部的清洁，适当消毒。对于肾功能恶化，应密切监测患者的肾功能指标，及时调整治疗方案，避免病情恶化。

八、出院指导与随访

在患者出院前，护理人员应进行全面的出院指导，向患者及家属详细讲解出院后的注意事项，给予用药、饮食、休息、锻炼等方面的指导。同时，应告知患者如何自我观察和记录病情变化，以便及时发现并处理异常情况。在患者出院后，应定期进行电话随访或门诊随访，了解患者的康复情况和遇到的问题，提供必要的指导和帮助。

第二节　肾病综合征的护理

肾病综合征（NS）主要表现为大量蛋白尿、低蛋白血症、水肿、血脂异常等临床症状。

一、了解患者基本情况

在开始护理工作前，首先要对患者的基本情况进行详细了解，包括患者的年龄、性别、职业、生活习惯、既往病史等。了解这些信息有助于护理人员更好地评估患者的病情和制订个性化的护理计划。同时，了解患者的家庭情况、经济状况、心理状态等也有助于提供更全面的人文关怀。

二、营养与饮食指导

肾病综合征患者往往存在营养不良和代谢紊乱的问题，护理人员应根据患者的营养需求和病情特点，制订个性化的饮食计划。建议患者选择含优质蛋白质、低脂肪、低盐、低钾的食物，如瘦肉、鱼类等。同时，应增加新鲜蔬果的摄入，以补充维生素和矿物质；还应避免食用辛辣、油腻食物及其他刺激性食物，以免加重肾脏负担。

三、药物治疗与监督

肾病综合征患者需要接受多种药物的治疗，如利尿剂、免疫抑制剂、降脂药等。护理人员应严格遵医嘱给药，确保患者按时按量服药。同时，应对患者进行宣教，讲解药物的作用、不良反应及注意事项，使患者了解药物治疗的重要性。此外，还要定期监测患者的肝肾功能和药物的不良反应，及时调整治疗方案，确保患者的用药安全。

四、活动与休息指导

肾病综合征患者在疾病的不同阶段都要合理安排活动与休息。在急性期，患者应卧床休息，避免剧烈运动和劳累。随着病情的好转，可逐渐增加床上活动，如翻身、抬腿等。待病情稳定后，可下床进行轻度活动，如散步、打太极拳等。护理人员应根据患者的具体情况，制订个性化的活动与休息计划，并监督患者执行。同时，应注意保持环境安静、舒适，为患者提供良好的休息环境。

五、心理支持与情绪疏导

肾病综合征患者往往面临疾病带来的心理压力和困扰。护理人员应关注患者的心理状态，为其提供心理支持。通过与患者沟通、倾听、安慰等方式，可以帮助患者缓解心理压力，树立战胜疾病的信心。同时，应鼓励患者积极参与有益身心的活动，如听音乐、阅读等，以改善情绪状态。

六、病情观察与记录

护理人员应定期监测患者的生命体征，包括体温、脉搏、呼吸、血压等，并详细记录。同时，应注意观察患者的水肿、尿量、尿色等的变化，以及有无发生并发症。如有异常，应及时报告医生进行处理。此外，还应对患者的药物治疗效果进行评估，并根据情况调整治疗方案。

七、并发症预防与处理

肾病综合征患者由于免疫功能低下、营养不良等，容易发生感染和其他并发症。护理人员应加强预防感染的措施，保证患者床铺清洁、干燥，定期更换床单、被罩等物品。同时，应加强对患者皮肤、口腔、会阴部的清洁护理，预防局部感染。此外，还要密切观察患者有无发生并发症，如血栓、感染等，如有异常应及时处理。

八、出院指导与随访

在患者出院前，护理人员应进行全面的出院指导，向患者及家属详细讲解出院后的注意事项，给予饮食、休息、活动、用药等方面的指导。同时，应告知患者如何自我观察和记录病情变化，以便及时发现并处理异常情况。在患者出院后，应定期进行电话随访或门诊随访，了解患者的康复情况和遇到的问题，提供必要的指导和帮助。通过出院指导与随访，可以有效地加速患者的康复进程，降低疾病复发率，提高其生活质量。

第三节　急性肾损伤的护理

急性肾损伤具有起病急、进展快的特点，对患者的生命安全和生活质量构成严重威胁。

一、疾病评估与诊断

在急性肾损伤患者的护理工作中，首先需要对疾病进行全面的评估和诊断。护理人员应详细询问患者的病史、症状及体征，了解患者的发病诱因、病程及既往病史。同时，应结合患者的实验室检查结果，如肾功能指标、电解质水平等，对患者的病情进行准确评估。这有助于护理人员制订个性化的护理计划，并为后续的治疗和护理工作提供重要依据。

二、生命体征监测

护理人员应定期监测患者的体温、脉搏、呼吸、血压等生命体征，并密切关注患者的病情变化。如患者出现高热、心律失常、呼吸困难等异常情况，应及时报告医生并采取相应措施。同时，应加强对患者尿量、尿色、尿比重等的观察，以便及时发现肾功能异常及可能出现的并发症。

三、饮食与营养指导

护理人员应根据患者的肾功能状况和营养需求，制订个性化的饮食计划。建议患者选择低盐、低磷、含优质蛋白质的食物，如瘦肉、鱼类等。同时，应增加新鲜蔬果的摄入，以补充维生素和矿物质；避免摄入过多的钠、钾等电解质，以免加重肾脏负担。对于无法进食或营养状况较差的患者，可通过静脉输液、肠内营养支持等方式提供必要的营养支持。

四、液体与电解质平衡

护理人员应准确记录患者的出入量，包括尿量、输液量、呕吐物量等，以评估患者的液体平衡状况。对于存在液体潴留或电解质失衡的患者，应遵医嘱及时调整输液速度和种类，保持液体与电解质的平衡。同时，应加强对患者的电解质监测，如血钾、血钠水平等，以便及时发现并处理电解质紊乱的问题。

五、药物治疗与监督

急性肾损伤患者需要接受多种药物的治疗，如利尿剂、降压药、抗生素等。护理人员应严格遵医嘱给药，确保患者按时按量服药。同时，应对患者进行宣教，讲解药物的作用、用法及可能出现的不良反应，使患者了解药物治疗的重要性。此外，还要密切观察患者的用药反应，特别是肾功能异常患者的药物代谢和排泄情况，如有异常，应及时报告医生进行处理。

六、心理支持与情绪疏导

护理人员应关注患者的心理状态，为其提供心理支持。通过倾听、安慰、鼓励等方式，可以帮助患者缓解焦虑、恐惧等不良情绪，树立战胜疾病的信心。同时，应向患者及家属介绍疾病的相关知识、治疗方案及预后情况，增强患者的治疗信心和依从性。

七、并发症预防与处理

急性肾损伤患者由于免疫力下降、肾功能受损等，容易发生感染和其他并发症。护理人员应加强预防感染的措施，保证患者床铺清洁、干燥，定期更换床单、被罩等物品。同时，应加强对患者皮肤、口腔、会阴部的清洁护理，预防局部感染。此外，还要密切观察患者有无发生并发症，如出血、栓塞等，如有异常应及时处理。

八、出院指导与随访

在患者出院前，护理人员应进行全面的出院指导，向患者及家属详细讲解出院后的注意事项，给予饮食、休息、活动、用药等方面的指导。同时，应告知患者如何自我观察和记录病情变化，以便及时发现并处理异常情况。在患者出院后，应定期进行电话随访或门诊随访，了解患者的康复情况和遇到的问题，提供必要的指导和帮助。通过出院指导与随访，可以有效地加速患者的康复进程，降低疾病复发率，提高其生活质量。

第四节　慢性肾衰竭的护理

慢性肾衰竭（CRF）是一种由多种病因引起的慢性肾脏疾病，其特征是肾功能逐渐减退，导致体内代谢产物潴留，水、电解质、酸碱平衡失调，以及全身各系统受累。

一、疾病认知与教育

护理人员应向患者详细讲解慢性肾衰竭的病因、病理生理过程、临床表现以及治疗方法，帮助患者了解疾病的严重性和治疗的必要性。同时，应告知患者如何识别疾病的早期症状，如乏力、食欲不振、水肿等，以便及时就医。此外，还应向患者介绍日常生活中的注意事项，如合理饮食、规律作息、避免过度劳累等，以提高患者的生活质量、延缓疾病的进展。

二、饮食与营养指导

护理人员应建议患者选择低盐、低脂、低优质蛋白的饮食，以减轻肾脏负担。同时，应限制富含钾、磷等电解质的食物的摄入，以防止电解质失衡；增加新鲜蔬果的摄入，以补充维生素和矿物质。此外，还应关注患者的液体摄入量，保持液体平衡，避免水肿和高血压的发生。

三、药物治疗与监督

慢性肾衰竭患者需要长期服用多种药物以控制病情和缓解症状。护理人员应告知患者药物的名称、作用、用法及注意事项，确保患者正确用药。同时，应密切关注患者的用药反应，特别是不良反应，如有异常应及时报告医生进行处理。对于使用免疫抑制剂或抗高血压药物的患者，护理人员应特别注意监测患者的免疫功能和血压变化，以调整药物剂量和种类。

（一）药物治疗基本原则

1. 针对病因治疗：首先明确慢性肾衰竭的病因，针对病因进行治疗，以延缓疾病的进展。

2. 保护残余肾功能：尽量使用对肾脏损害较小的药物，避免使用肾毒性药物，以保护残余肾功能。

3. 缓解症状：针对患者出现的各种症状，如高血压、贫血、电解质紊乱等，进行针对性治疗，以提高患者的生活质量。

（二）常用药物及作用机制

1. 降压药：降压药主要用于控制高血压，减轻肾脏负担。常用的降压药有血管紧张素转化酶抑制剂（ACEI）、血管紧张素受体阻滞剂（ARB）等。

2. 利尿剂：通过增加尿量，促进体内多余水分和电解质的排出，可帮助改善水肿症状。

3. 纠正电解质紊乱药物：慢性肾衰竭患者常出现电解质紊乱，如高钾血症、低钙血症等。相应药物可用于纠正这些电解质紊乱。

4. 纠正贫血药物：慢性肾衰竭患者常出现贫血症状，可通过使用促红细胞生成素等药物来改善贫血状况。

（三）药物剂量与使用方法

药物的剂量与使用方法应根据患者的具体情况进行调整。一般来说，慢性肾衰竭患者使用的药物剂量需要相应减少，以防止药物在体内蓄积。在使用药物时，应严格遵照医生的建议和处方，确保药物正确使用。同时，应告知患者定时定量服用药物，不得随意增减剂量或更改药物使用方式。

（四）药物不良反应及预防

1. 密切观察患者反应：在药物治疗过程中，应密切观察患者的反应，一旦发现异常症状，应及时处理。

2. 选择合适药物：尽量选择对患者肾脏功能影响较小的药物，避免使用肾毒性药物。

3. 预防性用药：对于可能出现的不良反应，可预防性使用相关药物，如使用胃黏膜保护剂预防胃肠道反应。

（五）联合用药注意事项

1. 避免药物相互作用：在选择药物时，应了解药物之间的相互作用，避免药物之间相互影响。

2. 注意药物剂量的调整：联合用药时，可能需要调整药物的剂量，以确保药物的安全性和有效性。

3. 观察药物疗效和不良反应：联合用药过程中，应密切观察药物的疗效和不良反应，及时调整治疗方案。

（六）药物治疗效果评估

1. 症状改善情况：观察患者的高血压、水肿、贫血等症状是否得到缓解。

2. 肾功能指标变化：定期监测肾功能指标，如血肌酐、尿素氮等，以评估肾功能的变化。

3. 药物不良反应情况：观察患者使用药物后是否出现不良反应，如胃肠道反应、过敏反应等。

四、心理支持与情绪疏导

慢性肾衰竭患者常常面临长期的病痛折磨、治疗费用压力以及生活方式的改变，容易产生焦虑、抑郁等心理问题。护理人员应关注患者的心理状态，为其提供心理支持。通过倾听、安慰、鼓励等方式，可以帮助患者缓解心理压力，树立战胜疾病的信心。同时，向患者及家属介绍成功治疗的案例，可增强患者的治疗信心和积极性。

五、并发症预防与应对

慢性肾衰竭患者易发生多种并发症，如感染、贫血、心血管疾病等。护理人员应加强对患者的并发症预防与观察工作。护理人员应保证患者床铺清洁干燥，定期更换床单、被罩等物品，预防皮肤感染。同时，应关注患者的体温、呼吸、心率等生命体征的变化，如有异常应及时报告医生进行处理。对于存在贫血的患者，应遵医嘱给予输血或补充铁剂等措施。

（一）并发症预防策略

1. 控制原发病：积极控制引起慢性肾衰竭的原发病，如高血压、糖尿病等，有助于延缓肾功能的进一步恶化。

2. 避免使用肾毒性药物：尽量减少使用对肾脏有损害的药物，如需用药，应在医生指导下进行，避免药物相互作用。

3. 保持健康生活方式：戒烟限酒，避免过度劳累，保证睡眠充足，适当运动，有助于增强身体免疫力，减少并发症的发生。

（二）早期筛查与诊断

1. 肾功能检查：定期监测血肌酐、尿素氮等肾功能指标，估算肾小球滤过率，以评估肾功能的变化。

2. 电解质及酸碱平衡检查：监测血钾、血钙、血磷水平等，以及酸碱平衡状态，以预防电解质紊乱和酸碱失衡。

3. 心血管系统检查：监测患者的心电图、血压、血脂等指标，以预防心血管疾病的发生。

（三）心理支持与护理

1. 建立良好的护患关系：护理人员应关心患者的心理状况，与患者建立信任关系，增强患者的治疗信心和积极性。

2. 提供心理咨询服务：对于存在严重心理问题的患者，可提供专业的心理咨询服务，帮助患者缓解焦虑、抑郁等情绪。

3. 鼓励家庭支持：鼓励患者家属积极参与治疗过程，给予患者关爱和支持，帮助患者度过困难时期。

（四）并发症观察与监测

1. 观察水肿、高血压等症状的变化：水肿和高血压是慢性肾衰竭常见的症状，护理人员应密切观察其变化，及时调整治疗方案。

2. 监测肾功能指标的变化：定期监测患者肾功能指标，如血肌酐、尿素氮等，以评估肾功能的变化趋势。

3. 注意心血管系统的变化：心血管疾病是慢性肾衰竭患者常见的并发症之一，护理人员应关注患者的心电图、血压等指标的变化。

（五）症状变化与应对

1. 针对特定症状进行治疗：根据患者的症状，制订相应的治疗方案，如使用利尿剂缓解水肿症状，使用降压药物控制高血压等。

2. 调整治疗方案：若患者的肾功能出现明显恶化或并发症加重，护理人员应根据具体情况调整治疗方案，如调整药物剂量、更换药物等。

六、日常活动建议

（一）合理安排作息时间

规律作息对于慢性肾衰竭患者来说至关重要。患者应保证睡眠充足，这有助于身体恢复和免疫力提升。同时，患者应尽量避免熬夜和过度劳累，以免加重病情。在白天，患者可以合理安排工作和休息时间，避免长时间站立或久坐不动，以减轻肾脏负担。

（二）饮食调整与营养搭配

患者应遵循低盐、低脂、低磷、高维生素的饮食原则，限制蛋白质的摄入量，以减轻肾脏负担。同时，患者应保证摄入足够的热量，以满足身体的基本需求。在营养搭配方面，患者应选择含优质蛋白质、维生素和矿物质的食物，如瘦肉、鱼类、蛋类、新鲜蔬果等。

（三）适度的体育锻炼

适度的体育锻炼有助于慢性肾衰竭患者增强体质，提高抵抗力。患者可选择散步、慢跑、打太极拳、练瑜伽等轻度运动方式，应根据个人身体状况和兴趣进行选择。在运动过程中，患者应保证运动强度适中，避免过度劳累和剧烈运动。同时，患者应在运动前进行适当的热身活动，在运动后进行拉伸放松，以减少运动损伤。

（四）休息与放松

患者应学会合理安排休息时间，避免长时间工作或学习带来疲劳和压力。

在休息时，患者可以选择听音乐、阅读、冥想等方式来放松心情，缓解焦虑和压力。此外，患者还可以尝试一些轻松的活动，如散步、欣赏自然风景等，以愉悦心情、舒缓身心。

（五）心理调适与支持

患者应积极面对疾病，保持乐观的心态，树立战胜疾病的信心。患者可以与家人、朋友分享自己的感受和困惑，寻求理解和支持。此外，患者还可以参加一些心理辅导或心理支持小组活动，与专业人士和其他患者交流经验、分享心得，以缓解心理压力、增强应对能力。

七、定期复查与随访

护理人员应告知患者定期复查的重要性，并提醒患者按时到医院进行肾功能、电解质、血常规等相关检查。同时，应建立患者随访档案，记录患者的病情变化、用药情况等信息，以便随时调整治疗方案和护理措施。

八、家庭护理技巧

护理人员应向患者及家属传授一些基本的家庭护理技巧，例如，如何正确测量血压、如何观察尿液颜色变化、如何进行皮肤清洁和消毒等。此外，还应向患者家属讲解如何协助患者进行日常活动、如何为患者合理安排饮食等，以便其更好地照顾患者。

第五节　血液净化治疗的护理

血液净化治疗，也称为血液净化疗法或血液清洗，是一种通过特定设备和技术，清除血液中的有害物质、代谢废物或多余的水分，从而达到治疗目的的医疗手段。该技术广泛应用于急性或慢性肾功能不全、中毒、电解质紊乱等多种疾病的治疗。血液净化治疗不仅可以改善患者的内环境稳态，还能为患者的后续治疗创造良好条件。

一、护理前准备与评估

在血液净化治疗开始前，护理人员需进行充分的准备与评估工作。这包括但不限于以下方面。

1. 患者评估：详细了解患者的病史、病情及身体状况，评估患者的耐受能力和治疗需求。特别要关注患者的凝血功能、肝肾功能等关键指标，以便为治疗提供个体化护理方案。

2. 设备检查：检查血液净化设备是否完好无损，运行是否正常，确保治疗中设备的安全性和有效性。

3. 环境准备：保证治疗室整洁、安静，确保温度、湿度适宜，为患者提供舒适的治疗环境。

二、治疗过程护理要点

1. 血管通路管理：确保患者血管通路畅通无阻，防止血栓形成或血管破裂。对于需要穿刺的患者，应选择适当的穿刺部位，并严格执行无菌操作，预防感染。

2. 生命体征监测：密切监测患者的血压、心率、呼吸等生命体征，及时发现并处理异常情况。对于可能出现低血压、心律失常等的患者，应提前制订应急预案。

3. 血液净化参数调整：根据患者的病情和治疗需要，适时调整血液净化设备的参数，确保治疗的有效性和安全性。

三、并发症观察与处理

1. 低血压：治疗过程中密切观察患者的血压变化，如出现低血压症状，应及时调整治疗参数，必要时使用升压药物。

2. 出血与凝血：注意观察穿刺部位的出血情况，如有出血应及时处理。同时，注意监测患者的凝血功能，防止凝血障碍导致的出血。

3. 感染：严格执行无菌操作，定期更换穿刺部位敷料，以预防感染。如出现感染症状，应及时通知医生并进行相应处理。

四、心理支持与情绪疏导

1. 了解患者的心理状态，针对患者的疑虑和恐惧进行解释和安慰，帮助患者树立战胜疾病的信心。

2. 与患者建立良好的沟通渠道，鼓励患者表达自己的感受和需求，及时给予关心和支持。

3. 邀请治疗效果良好的患者分享经验，为患者提供正面的激励。

五、营养与饮食指导

1. 根据患者的病情和营养需求，制订个性化的饮食方案，确保患者获得足够的营养和热量。

2. 指导患者选择含优质蛋白质、低磷、低钾的食物，避免摄入过多对肾脏有害的食物。

3. 鼓励患者保持规律的饮食习惯，避免暴饮暴食或过度节食。

六、出院指导与随访

1. 向患者及家属详细介绍出院后的注意事项，给予饮食、作息、用药等方面的指导。

2. 告知患者及家属如何观察并处理可能出现的异常情况，如有异常应及时就医。

3. 安排患者定期进行复查、接受随访，了解患者的康复情况和病情变化，为后续的治疗和护理提供依据。

第五章 血液系统疾病的护理

第一节 贫血的护理

一、贫血症状识别与评估

贫血是指单位容积血液中红细胞或血红蛋白低于正常值。贫血患者常常出现一系列症状，这些症状不仅影响患者的生理健康，也对其日常生活造成不便。因此，对贫血症状的识别与评估是护理工作的重要环节。

贫血的常见症状有皮肤苍白、乏力、头晕、心悸、气短等。这些症状可能会随着病情的加重而逐渐明显。护理人员需密切观察患者的症状变化，定期评估病情的严重程度，为后续的护理工作提供依据。

在症状评估过程中，护理人员还需关注患者的心理状态。贫血患者可能因为症状的出现而产生焦虑、抑郁等情绪问题，护理人员应主动与患者沟通，了解其心理需求，为其提供心理支持。

二、营养与饮食指导

护理人员需告知患者增加富含铁的食物的摄入，如动物肝脏、动物血、瘦肉等。补充维生素 C 有助于提高铁的吸收率，因此建议患者多食用新鲜蔬果。

患者应适量摄入富含优质蛋白质的食物，如鱼、虾、豆类等，以维持正常的生理功能。此外，患者应避免过量饮用茶和咖啡，因为这些饮品可能影响铁的吸收。而保持饮食规律，避免暴饮暴食，也是改善贫血状况的重要措施。

三、药物治疗与监督

护理人员应确保患者按时按量服药，避免漏服或过量服用药物。同时，应向患者讲解药物的作用、用法及注意事项，提高患者的用药依从性。

护理人员应关注患者服药后可能出现的不良反应，如胃肠道反应、过敏反应等。一旦出现异常情况，应及时报告医生并采取相应的处理措施。

四、活动与休息指导

护理人员应根据患者的病情和身体状况，为患者提供活动与休息指导。

在活动方面，患者应适度进行有氧运动，如散步、慢跑等，以增强身体素质，提高抵抗力。但需注意避免剧烈运动，以免加重病情。

在休息方面，患者应保证睡眠充足，避免过度劳累。同时，保持良好的作息习惯，有助于稳定病情，促进康复。

五、心理支持与情绪疏导

护理人员应耐心倾听患者的诉求和担忧，给予积极的回应和安慰。护理人员可以向患者介绍一些有效的放松技巧，如深呼吸、冥想等，帮助其缓解紧张和焦虑情绪。

六、预防跌倒与受伤措施

贫血患者由于有身体虚弱、头晕等症状，容易发生跌倒和受伤的情况。因此，护理人员应采取有效措施预防患者跌倒和受伤。患者的居住环境应整洁、干燥，避免有障碍物或杂物影响患者行走。同时，应为患者提供合适的鞋子和衣物，以减少跌倒的风险。可在患者活动范围内设置扶手、防滑垫等辅助设施，为患者提供额外的支撑和保护。

七、居家护理

患者应保持室内空气流通，定期开窗通风，避免病菌滋生。同时，应注意个人卫生，勤洗澡、勤换衣，保持身体清洁。患者应遵医嘱按时服药，避免漏服或过量服用药物。家属应监督患者的用药情况，确保用药安全。家属还应关注患者的饮食状况，为患者提供营养均衡的膳食；同时，鼓励患者适度活动，帮助患者保持健康的生活方式。

八、病情跟踪与复查安排

贫血患者的病情可能会随着治疗的进行而发生变化，因此，护理人员需要密切跟踪患者的病情，并根据情况安排复查。

护理人员应定期监测患者的血红蛋白、红细胞等指标，以评估治疗效果。同时，应注意观察患者的症状变化，如有异常应及时报告医生。

护理人员应根据医生的建议，为患者安排合适的复查时间。复查时，患者应携带相关病历资料，以便医生更好地了解病情并调整治疗方案。

第二节　出血性疾病的护理

出血性疾病是指由于血管壁结构异常、凝血因子缺乏或功能异常、血小板数量减少或功能异常等导致机体凝血机制障碍而引起的自发性出血或损伤后难以止血的一类疾病。这类疾病有血友病、血小板减少性紫癜、过敏性紫癜等，临床表现主要为皮肤黏膜瘀点、瘀斑，牙龈出血，内脏出血等。出血性疾病严重影响患者的日常生活和工作，甚至危及生命。因此，对出血性疾病患者的护理显得尤为重要。

一、病情评估

在出血性疾病患者的护理过程中，首先要对患者的病情进行全面评估。这包括了解患者的病史、家族史、出血情况、伴随症状等。通过观察患者的皮肤、黏膜、口腔、鼻腔、消化道等部位的出血情况，了解患者是否有发热、关节疼痛等其他症状，可以帮助初步判断患者的病情。同时，还应关注患者的心理状况，以便提供针对性的心理支持。

二、预防出血措施

首先，要避免患者受到创伤和刺激，防止因外力导致的出血。其次，要保证患者皮肤、黏膜清洁干燥，避免感染。同时，应指导患者正确使用止血药物和抗凝药物，避免因药物使用不当导致出血或形成血栓。此外，定期监测患者的凝血功能和血小板数量，及时调整治疗方案，也是预防出血的重要手段。

三、紧急止血措施

当患者大量出血时，应立即采取紧急止血措施。首先，要使患者保持平静，避免情绪激动和剧烈运动，以免加重出血。其次，应根据出血部位和出血量选择合适的止血方法，如局部压迫止血、填塞止血等。同时，应迅速建立静脉通道，给予止血药物和抗休克治疗。若出血无法控制，应及时报告医生进行处理。

四、心理支持与情绪疏导

出血性疾病患者由于长期受到疾病的困扰和折磨，往往存在焦虑、恐惧、抑郁等心理问题。因此，心理支持与情绪疏导显得尤为重要。首先，要与患者积极沟通，了解患者的心理需求和顾虑。其次，应向患者讲解疾病的性质、治疗方法和预后情况，增强其战胜疾病的信心。同时，应鼓励患者进行有益的活动，如阅读、听音乐等，以缓解心理压力。对于心理问题较为严重的患者，可以请心理咨询师进行专业的心理疏导。

五、饮食与营养指导

首先，要保证患者摄入充足的蛋白质、维生素和矿物质等营养物质，以增强机体的抵抗力。其次，要避免食用刺激性食物，以免加重出血。同时，应根据患者的具体情况调整饮食结构，如血小板减少性紫癜患者应避免食用坚硬、粗糙的食物，以免损伤口腔黏膜和消化道。

六、康复期日常护理

首先，要指导患者进行适当的运动锻炼，以促进血液循环，增强体质。其次，应保证患者居住环境整洁、安静，避免患者接触刺激性物质和过敏原。同时，应定期安排患者进行复查，及时了解病情变化和治疗效果。此外，还要教会患者及家属如何应对可能出现的紧急情况。

七、家属教育与指导

首先，要向患者家属介绍疾病的性质、治疗方法和预后情况，帮助其正确看待患者的病情。其次，应指导患者家属掌握一些基本的出血处理方法和护理措施，以便在患者发生出血时能够及时处理。同时，应鼓励患者家属积极参与患者的康复过程，给予患者足够的关心和支持。

第三节　白血病的护理

一、疾病基础知识与护理基本要求

白血病是一种造血干细胞恶性克隆性疾病，克隆性白血病细胞因为增殖失控、分化障碍、凋亡受阻等机制在骨髓和其他造血组织中大量增殖，并浸润其他非造血组织和器官，同时抑制正常造血功能。临床可见不同程度的贫血、出血、感染发热以及肝、脾、淋巴结肿大和骨骼疼痛。了解和掌握白血病的基础知识对于给予患者正确的治疗和护理至关重要。

首先，护理人员需要了解白血病的类型、发病机制、临床表现和治疗方法。不同类型的白血病在治疗和护理上存在差异，因此，了解患者的病情和诊断结果是制订护理计划的基础。此外，护理人员还应该了解白血病的预后情况，以便为患者及家属提供心理支持。

二、心理支持与情绪疏导

护理人员应主动与患者沟通，了解患者的心理需求和顾虑，鼓励患者表达自己的感受。同时，护理人员可以运用专业知识，向患者讲解病情、治疗方法和预后情况，帮助患者建立对疾病的正确认知。对于心理问题较为严重的患者，护理人员可以请心理咨询师进行专业的心理疏导，以缓解患者的心理压力。

此外，护理人员还应该关注患者家属的心理状态，为其提供必要的心理支持和帮助。家属的积极参与和支持对于患者的治疗和康复具有重要意义。

三、日常饮食调理

患者应保证饮食均衡，摄入足够的蛋白质、维生素、矿物质等营养物质。优质蛋白质来源有瘦肉、鱼类、大豆制品等；新鲜蔬果富含维生素和矿物质。同时，患者应避免食用油腻、辛辣食物及其他刺激性食物，以免加重胃肠道负担。患者还应少食多餐，保持饮食规律，避免暴饮暴食，这有助于减轻胃肠道负担，提高消化吸收率。

此外，对于特殊类型的白血病患者，如缺铁性贫血患者，还应适当增加铁的摄入；而对于血小板减少的患者，应避免食用坚硬、粗糙的食物，以免损伤口腔黏膜和消化道。

四、药物治疗与监督

护理人员应告知患者及家属药物的名称、作用、用法、注意事项等，帮助患者正确使用药物。同时，护理人员应关注患者的用药反应，如出现不良反应，应及时报告医生并采取相应的处理措施。护理人员还应确保患者按时按量服药，避免漏服或过量服用药物。对于需要长期服药的患者，护理人员应定期评估药物的效果和不良反应，以便及时调整治疗方案。此外，还应关注患者的肝肾功能情况，定期监测相关指标，以便及时发现并处理药物对肝肾的潜在损伤。

五、感染预防与控制

护理人员应保证患者居住环境清洁、卫生，定期开窗通风，避免潮湿和霉变。同时，护理人员应指导患者及家属保持良好的个人卫生习惯，如勤洗手、戴口罩等。此外，还应加强对患者的监测和观察，及时发现并处理发热、咳嗽、腹泻等感染症状。如患者出现疑似感染的情况，护理人员应及时报告医生并采取相应的治疗措施。

（一）白血病感染风险分析

白血病患者由于白细胞功能低下，免疫力降低，容易感染各种病原体。同时，化疗、放疗等治疗方法也会进一步削弱患者的免疫功能，增加感染风险。常见感染部位有呼吸道、消化道、皮肤等。因此，护理人员需要对患者进行全面评估，制订个性化的感染预防与控制方案。

（二）病房环境清洁与消毒

护理人员应保证病房通风良好，温度和湿度适宜，要定期开窗通风，减少空气中病原体的含量。同时，病房内的物品和地面应定期清洁和消毒，特别是患者经常接触的物品，如床栏、床头柜、门把手等。护理人员在进行清洁和消毒时，应遵照规范的操作流程，确保消毒效果。

（三）患者自我防护与隔离

患者自身也应采取积极的防护措施，以降低感染风险。首先，患者应保持良好的个人卫生习惯，勤洗手、洗脸、漱口等。其次，患者应避免与患有传染病的人接触，减少外出活动，以降低感染风险。对于已发生感染的患者，应采取适当的隔离措施，避免病原体传播给其他患者或护理人员。

（四）医务人员感染防控培训

培训内容应包括感染风险评估、病房环境清洁与消毒、患者自我防护与隔离、药物治疗与感染控制等方面的知识和技能。通过培训，能够提高医务人员的感染防控意识，规范操作流程，降低交叉感染的风险。

（五）家庭与社区感染预防

患者家属应了解白血病患者的感染风险，积极配合护理人员做好患者的日常护理工作。同时，家属应保证家庭环境清洁、卫生，避免让患者接触可能带有病原体的物品或人员。对于社区来说，应加强对白血病患者的关注和支持，提供必要的医疗资源和健康指导，帮助患者更好地预防与控制感染。

（六）监督与评估

护理人员应定期收集和分析患者的感染数据，了解感染的发生情况和趋势，及时调整和优化感染预防与控制措施。同时，医院和相关部门也应定期对感染预防与控制工作进行督查与评估，发现问题及时整改，确保感染预防与控制工作的持续改进。

六、出血倾向的应对

白血病患者由于血小板减少和凝血功能异常，容易出现出血倾向。

护理人员应密切观察患者的出血情况，包括皮肤黏膜出血、消化道出血等。如发现患者出血明显，护理人员应及时报告医生并采取相应的止血措施。

患者应避免过度活动和剧烈运动，以免加重出血。同时，护理人员应向患者讲解出血的原因和处理方法，帮助患者正确应对出血问题。

七、定期复查与随访

护理人员应指导患者按照医生的建议进行定期复查，包括做血常规、骨髓象等检查。做这些检查有助于评估患者的疾病进展和治疗效果。此外，应建立随访制度，定期与患者及家属联系，了解患者的病情和生活情况。对于需要调整治疗方案或护理措施的患者，护理人员应及时给予指导和帮助。

八、家属培训与指导

护理人员应向患者家属介绍白血病的基本知识、治疗方法和康复过程，帮助患者家属正确认识和应对患者的疾病。家属了解并熟悉这些知识后，能更好地帮助患者，减轻患者的心理负担。同时，应教授家属一些基本的护理技能，例如，如何帮助患者保持皮肤清洁、如何协助患者进行口腔护理等。这些技能可以帮助家属在日常生活中更好地照顾患者，减少感染等并发症的发生。

第四节　淋巴瘤的护理

一、疾病认知与宣教

淋巴瘤是一种起源于淋巴造血系统的恶性肿瘤，主要表现为无痛性淋巴结肿大，肝脾肿大，全身各组织器官均可受累，伴有发热、盗汗、消瘦、瘙痒等全身症状。对于淋巴瘤患者及家属来说，了解疾病的基本知识和治疗方法，对于配合治疗和日常护理至关重要。

护理人员应向患者及家属介绍淋巴瘤的病因、发病机制、临床表现、治疗方法、预后等方面的知识，使患者对疾病有正确认知，消除疑虑和恐惧。同时，护理人员还要强调早期发现、早期治疗的重要性，鼓励患者积极参与治疗过程。此外，护理人员还应向患者及家属介绍淋巴瘤康复期注意事项，如定期复查、避免感染、保持良好的生活习惯等，以帮助患者更好地管理疾病，提高生活质量。

二、心理支持与情绪疏导

淋巴瘤患者在疾病治疗和康复过程中往往面临着巨大的心理压力，如恐惧、焦虑、抑郁等。这些负面情绪不仅会影响患者的心理状态，还可能影响治疗效果和康复进程。因此，提供心理支持与情绪疏导是淋巴瘤护理工作的重要一环。

护理人员应主动与患者沟通，了解患者的心理需求和顾虑，鼓励患者表达自己的感受。对于心理问题较为严重的患者，护理人员可以请心理咨询师进行专业的心理疏导，帮助患者建立积极的心态，树立战胜疾病的信心。

同时，护理人员还应向患者及家属提供心理支持的相关信息和资源，如心理咨询热线、心理支持团体信息等，以便患者在需要时获得及时的帮助。

三、疼痛管理与缓解

淋巴瘤患者在疾病进展或治疗过程中可能会出现疼痛症状。有效的疼痛管理不仅可以减轻患者的痛苦，还可以提高其生活质量。

护理人员应评估患者的疼痛程度和性质，制订个性化的疼痛管理方案。对于轻度疼痛，护理人员可以通过非药物方法为患者进行缓解，如指导患者进行深呼吸、放松训练、应用物理疗法等。对于中度或重度疼痛，护理人员可以遵医嘱给予药物治疗，如使用非甾体抗炎药、镇痛药等。

在药物治疗过程中，护理人员应密切观察患者的疼痛缓解情况和药物的不良反应，及时调整治疗方案。同时，护理人员还应向患者及家属普及疼痛管理的相关知识，教会患者正确使用药物和配合非药物疗法，以达到最佳的疼痛缓解效果。

四、药物治疗与观察

淋巴瘤的治疗通常采用药物治疗、化疗、放疗、手术等多种手段的综合治疗。在药物治疗过程中，护理人员应密切关注患者的病情变化，及时调整药物剂量和治疗方案。

护理人员应确保患者按时按量服药，避免漏服或过量服用药物。同时，护理人员应告知患者及家属药物的名称、作用、用法和注意事项等，帮助患者正确认识和使用药物。此外，还应密切观察患者的用药反应，及时发现药物的不良反应，如恶心、呕吐、脱发等。如果发现严重不良反应，护理人员应及时报告医生并采取相应的处理措施。

五、营养与饮食指导

护理人员应评估患者的营养状况，制订个性化的饮食计划。建议患者多摄入高蛋白、高热量、富含维生素和矿物质的食物，如瘦肉、鱼类、豆类、新鲜蔬果等。应鼓励患者少食多餐，避免暴饮暴食。同时，应提醒患者避免食用刺激性食物和饮料，以免加重胃肠道负担。

此外，对于存在吞咽困难或消化不良的患者，可以采用流质或半流质饮食，或遵医嘱给予营养支持治疗。

六、日常生活护理

护理人员应保证患者居住环境整洁、舒适，定期开窗通风，保持室内空气新鲜。同时，护理人员应指导患者及家属保持良好的个人卫生习惯，如勤洗手、戴口罩等，以预防交叉感染。护理人员还应协助患者进行日常活动，如起床、洗漱、穿衣等。

此外，还应关注患者的睡眠情况，为患者提供舒适的睡眠环境，帮助患者建立良好的睡眠习惯。对于存在失眠或睡眠质量差的患者，可以遵医嘱给予相应的治疗或护理。

七、并发症预防与处理

护理人员应加强对患者的监测和观察，及时发现并处理感染症状。对于存在感染风险的患者，应遵医嘱给予预防性抗生素治疗。

同时，应时刻关注患者的凝血功能，定期监测凝血指标。对于存在出血倾向的患者，应避免使用可能加重出血的药物或操作，并及时给予止血治疗。

八、康复训练与随访

通过定期的康复训练与随访，可以及时了解患者的病情变化和治疗效果，以便调整治疗方案和护理措施。

护理人员应制订个性化的康复计划，针对患者的具体情况进行康复指导和训练。对于存在肢体功能障碍的患者，可以使用物理疗法、进行康复训练等，帮助患者恢复肌肉力量和关节灵活性。同时，还可以教授患者一些促进自我康复的方法和技巧，如进行呼吸锻炼、放松训练等，以提高患者的生活质量。

护理人员应制订详细的随访计划，包括随访时间、随访内容、随访方式等。随访内容应包括患者的病情变化、治疗效果、并发症情况等。随访方式可以是电话随访、门诊随访、线上随访等。通过随访，可以及时了解患者的康复情况，并为患者提供必要的指导和支持。

在随访过程中，护理人员还应关注患者的心理状态，鼓励患者积极面对疾病，树立战胜疾病的信心。对于存在心理问题的患者，护理人员可以提供心理咨询或请专业的心理咨询师进行帮助。

第五节　多发性骨髓瘤的护理

多发性骨髓瘤（MM）是一种起源于骨髓造血组织的恶性肿瘤，主要特点是浆细胞异常增生，并产生大量单克隆免疫球蛋白或其片段。这种疾病的发生率随着年龄的增长而增加，已成为影响老年人生活质量的重要疾病之一。

多发性骨髓瘤的临床表现多样化，常见症状有贫血、骨痛、肾功能不全、高钙血症等。骨痛是患者最为痛苦的症状之一，可导致活动受限和生活质量下降。此外，多发性骨髓瘤患者还可能出现感染、出血、血栓等并发症，这些并发症会对患者的生命安全构成严重威胁。

一、心理支持与情绪疏导

多发性骨髓瘤患者面临着疾病的折磨和生活的压力，容易产生焦虑、抑郁等心理问题。

护理人员应主动与患者沟通，倾听患者的心声，了解患者的需求和担忧。通过耐心讲解疾病的相关知识、治疗方法和预后情况，可以帮助患者树立战胜疾病的信心。同时，护理人员还应关注患者的情绪变化，及时发现并处理患者的心理问题，可以请心理咨询师进行专业的心理疏导，也可以组织病友交流会，让患者彼此分享经验和感受。

二、日常生活护理

护理人员应确保患者居住环境整洁、舒适，以减少可能导致跌倒等意外的危险因素。对于行动不便的患者，护理人员应提供必要的辅助器具或设备，如扶手、轮椅等，以便患者能够安全地进行日常活动。护理人员应协助患者进行日常活动，如洗漱、穿衣等。对于存在皮肤病变或感染的患者，护理人员应特别注意保持其皮肤的清洁和干燥，防止继发感染。

三、疼痛管理与缓解

护理人员应评估患者的疼痛程度和性质，制订个性化的疼痛管理方案。对于轻度疼痛，护理人员可以通过按摩、热敷等非药物方法为患者进行缓解。对于中度或重度疼痛，护理人员可以遵医嘱给予镇痛药物治疗，确保患者能够获得良好的镇痛效果。

在药物治疗过程中，护理人员应密切观察患者的疼痛缓解情况和药物不良反应，及时调整治疗方案。同时，护理人员还应告知患者及家属疼痛管理的重要性，教会患者正确使用药物和配合非药物疗法，以达到最佳的疼痛缓解效果。

四、营养与饮食指导

护理人员应评估患者的营养状况和需求，制订个性化的饮食计划。建议患者多摄入高蛋白、高热量、富含维生素和矿物质的食物，如瘦肉、鱼类、豆类、新鲜蔬果等。同时，患者应避免摄入过多油腻、辛辣食物及其他刺激性食物，以免加重胃肠道负担。此外，应鼓励患者少食多餐，避免暴饮暴食。对于存在吞咽困难或消化不良的患者，可以采用流质或半流质饮食，或遵医嘱给予营养支持治疗。

五、并发症预防与处理

护理人员应加强对患者的观察和监测，及时发现并处理可能出现的并发症。对于存在感染风险的患者，护理人员应保证患者居住环境清洁、卫生，定期进行消毒，避免交叉感染；同时，护理人员还应遵医嘱给予预防性抗生素治疗，以降低感染发生率。对于存在出血倾向的患者，护理人员应保证患者情绪稳定，避免其进行剧烈运动或过度劳累；同时，护理人员还应密切监测患者的凝血功能指标，及时发现并处理出血倾向。

六、康复锻炼指导

护理人员应评估患者的身体状况和锻炼能力，制订个性化的康复锻炼计划。对于存在运动障碍或疼痛的患者，可以建议其选择温和、低强度的锻炼方式，如散步、打太极拳等。随着患者身体状况的改善，可以逐渐增加锻炼强度和时长。护理人员应向患者及家属普及康复锻炼的知识和方法，教会患者如何正确地进行锻炼，避免过度运动或姿势不当导致损伤。同时，护理人员还应鼓励患者坚持锻炼，帮助患者养成良好的锻炼习惯。

在康复锻炼过程中，护理人员应密切关注患者的身体状况和反应，及时调整锻炼计划。如果患者出现不适或疼痛加重等情况，护理人员应立即叫停锻炼，并及时报告医生进行处理。

七、家属参与与教育

护理人员应向患者家属介绍疾病的相关知识、治疗方法和预后情况，帮助患者家属理解并接受患者的病情。同时，护理人员还应向家属介绍患者的日常护理、饮食指导、心理支持等方面的知识，以便家属更好地参与患者的护理工作。此外，应鼓励家属与患者建立良好的沟通机制，关注患者的需求和感受，给予患者必要的关心和支持。当患者出现情绪波动或心理问题时，家属应积极与护理人员沟通，寻找解决问题的方法。

第六章
骨科系统疾病的护理

第一节　骨科创伤性疾病的护理

一、骨科创伤性疾病概述

骨科创伤性疾病是指因外力作用导致骨骼、关节及其周围软组织损伤的一类疾病。其临床表现因受伤部位、程度和类型而异，轻者可能出现局部疼痛、肿胀、活动受限，重者则可能导致骨折、关节脱位、血管神经损伤等严重后果。

骨科创伤性疾病的发生往往与日常生活、工作环境以及意外事件密切相关。例如，跌倒、撞击、交通事故等都可能导致骨科创伤性疾病的发生。

二、术前准备与评估

在患者接受手术治疗前，充分的术前准备和评估是确保手术成功的关键。这包括对患者进行全面体检，了解患者的既往病史、过敏史以及用药史等。同时，还需对受伤部位进行详细检查，明确损伤程度和类型，以便制订个性化的手术方案。

此外，术前还需对患者进行心理评估，了解患者的心理状态，以便在术中及术后进行针对性的心理疏导。对于存在焦虑、恐惧等负面情绪的患者，应给予其积极的心理支持，帮助其树立战胜疾病的信心。

三、术中配合与观察

在手术过程中，护理人员应密切配合医生，确保手术顺利进行。这包括协助医生摆放患者体位、准备手术器械、监测患者生命体征等。同时，护理人员还需密切观察患者的病情变化，及时发现并处理可能出现的异常情况。

在术中，护理人员应特别关注患者的出血量、血压、心率等指标，以便及时发现并处理可能出现的失血性休克等严重并发症。此外，还需注意手术部位的清洁和无菌操作，以预防术后感染的发生。

四、术后护理要点

术后护理是确保患者顺利康复的关键环节。首先，应对患者手术部位进行密切观察，注意有无出血、感染等异常情况。对于使用引流管的患者，还需保持引流管通畅，记录引流液的量和性状。

其次，术后应根据患者的恢复情况制订合适的体位改变计划，以避免因体位不当导致并发症。同时，还需协助患者进行日常活动，如进食、洗漱等，以满足其基本生活需求。

五、疼痛管理与缓解

有效的疼痛管理不仅可以提高患者的生活质量，还有助于促进伤口愈合和康复。因此，护理人员应根据患者的疼痛程度和特点制订个性化的疼痛管理方案。这包括使用镇痛药物，使用物理疗法如冷敷或热敷、按摩等。同时，护理人员还需指导患者掌握正确的疼痛自我评估方法，并鼓励其主动表达疼痛感受，以便及时调整治疗方案。

六、功能锻炼指导

功能锻炼是骨科创伤性疾病患者康复过程中不可或缺的一部分。适当锻炼可以促进血液循环、预防肌肉萎缩和关节僵硬等并发症。因此，护理人员应根据患者的恢复情况制订合适的锻炼计划。

在锻炼过程中，护理人员应密切关注患者的反应，及时调整锻炼强度和频率。同时，还需告知患者正确的锻炼方法和注意事项，以确保锻炼的安全性和有效性。

七、心理支持与情绪疏导

骨科创伤性疾病不仅给患者带来身体上的痛苦，还可能对其心理造成严重影响。护理人员应关注患者的心理状态，及时发现并应对其焦虑、抑郁等负面情绪。通过积极沟通、鼓励和支持，可以帮助患者树立战胜疾病的信心。同时，还应向患者及家属普及疾病相关知识，提高患者的自我护理能力。

八、并发症预防与处理

骨科创伤性疾病患者在康复过程中可能面临发生多种并发症的风险，如感染、深静脉血栓形成、压疮等。因此，护理人员应高度重视并发症的预防工作。这包括保证手术部位清洁和干燥、定期更换敷料、指导患者进行适当的肢体活动等。对于已经出现的并发症，应及时采取措施进行处理，防止病情恶化。

第二节　骨关节疾病的护理

一、骨关节疾病概述与护理要点

骨关节疾病是一类涉及骨骼、关节及其周围软组织结构和功能的疾病，主要包括骨关节炎、骨质疏松、骨折愈合不良等。这些疾病不仅给患者带来身体上的疼痛与不适，还严重影响其日常生活质量。随着人口老龄化的加剧，骨关节疾病的发生率逐年上升，因此，骨关节疾病的护理显得尤为重要。

在骨关节疾病的护理过程中，护理人员需要根据患者的具体情况制订个性化的护理方案，以确保患者能够得到全面、细致的照护。同时，护理人员还需关注患者的心理状态，提供必要的心理支持，帮助患者积极面对疾病，树立战胜疾病的信心。

二、病情评估与监测

在患者入院后，护理人员应全面了解其病史、症状及体征，并指导患者进行必要的体格检查和实验室检查，以明确疾病的类型、严重程度及进展情况。

护理人员应密切观察患者的病情变化，如疼痛程度、关节活动度、肿胀情况等，并定期指导患者进行复查。对于病情较重的患者，护理人员还应加强对患者血压、心率、呼吸等生命体征的监测，以及时发现并处理可能出现的并发症。

三、疼痛管理与缓解

疼痛是骨关节疾病患者最常见的症状之一。有效的疼痛管理对于提高患者生活质量和促进康复具有重要意义。

在疼痛管理方面，护理人员应根据患者的疼痛程度和类型选择合适的治疗方法。对于轻度疼痛，可使用非处方药物进行缓解；对于中度至重度疼痛，则需要使用处方药物或联合其他治疗方法（如物理治疗）。

此外，护理人员还应指导患者掌握正确的疼痛自我评估方法，并鼓励患者主动表达疼痛感受，以便护理人员及时调整治疗方案，确保疼痛得到有效控制。

四、康复锻炼与功能恢复

通过适当锻炼，可以增强关节周围肌肉的力量和稳定性，促进关节功能的恢复。

护理人员应充分考虑患者的年龄、病情及身体状况，为其制订个性化的锻炼方案。锻炼内容应包括关节活动度的训练、肌肉力量的训练、平衡协调能力的训练等。

在锻炼过程中，护理人员应密切关注患者的反应，及时调整锻炼强度和频率，确保锻炼的安全性和有效性。同时，护理人员还应告知患者正确的锻炼方法和注意事项，以帮助患者在家中继续进行康复锻炼。

五、心理支持与情绪疏导

骨关节疾病不仅给患者带来身体上的痛苦，还可能对其心理造成负面影响。因此，在护理过程中，护理人员应给予患者必要的心理支持。

护理人员应了解患者的心理状态和需求，给予其支持和安慰。对于存在焦虑、抑郁等负面情绪的患者，护理人员应引导其积极面对疾病，树立战胜疾病的信心。

护理人员还应鼓励患者参与社交活动，与家人和朋友保持良好的沟通，以减轻心理压力。同时，护理人员还可组织一些康复讲座、病友交流会等活动，让患者了解更多的疾病知识和康复经验，从而更好地应对疾病。

六、饮食与营养指导

护理人员应指导患者选择富含蛋白质、钙、磷等营养素的食物，如瘦肉、蛋类、奶制品等，以加强骨骼和关节的营养供应。同时，应鼓励患者多食用新鲜蔬果，以补充维生素、矿物质等营养素。此外，还需提醒患者避免摄入过多高脂肪、高糖和高盐的食物，以预防肥胖、高血压等并发症。

七、并发症预防与处理

在骨关节疾病的护理过程中，护理人员还应关注可能出现的并发症，并采取相应的预防措施。常见并发症有关节感染、肌肉萎缩、深静脉血栓形成等。

为了预防这些并发症，护理人员应加强对患者的观察和监测，及时发现并处理异常情况。对于已经出现的并发症，护理人员应根据具体情况制订治疗方案，并采取有效的护理措施，以促进患者康复。

八、家庭护理与宣教

在患者出院前，护理人员应向患者及家属详细介绍家庭护理的注意事项和方法，例如，如何正确进行康复锻炼、如何合理安排饮食等。

同时，护理人员还应做好宣教工作，积极向患者及家属普及骨关节疾病的相关知识，提高患者的自我护理能力。这包括疾病的成因、症状、治疗方法、预防措施等方面的知识。

通过宣教，护理人员可以更好地帮助患者在家中继续进行康复锻炼和自我管理，促进患者康复。

第三节　骨肿瘤的护理

一、骨肿瘤概述与分类

骨肿瘤是指发生在骨骼或其附属组织中的肿瘤，其种类繁多，包括原发性骨肿瘤和继发性骨肿瘤。原发性骨肿瘤多起源于骨骼本身或其附属组织，而继发性骨肿瘤则多由其他部位的恶性肿瘤转移至骨骼所致。根据肿瘤的良恶性，骨肿瘤可分为良性骨肿瘤、交界性骨肿瘤和恶性骨肿瘤。

骨肿瘤的临床表现因肿瘤类型、部位及病情轻重而异，常见的症状有疼痛、肿胀、功能障碍、病理性骨折等。骨肿瘤的诊断需要结合病史、体格检查、影像学检查、病理学检查等多方面的信息。

二、术前护理要点

1. 病情评估与术前准备：对患者的病情进行全面评估，包括肿瘤的部位、大小、良恶性等，以确定手术方案和风险。同时，协助医生完成术前各项准备工作，如备皮、备血、进行药物过敏试验等。

2. 心理支持：骨肿瘤患者容易出现恐惧、焦虑等负面情绪。因此，应主动与患者沟通，了解患者的心理需求，提供必要的心理支持，帮助患者树立战胜疾病的信心。

3. 疼痛管理：根据患者的疼痛程度，选择合适的治疗方法，确保在术前患者的疼痛得到良好控制。

三、术后伤口护理与疼痛管理

1. 伤口观察与护理：密切观察伤口的愈合情况，保持伤口清洁干燥，定期更换敷料，预防伤口感染。同时，注意观察伤口周围有无红肿、疼痛等异常情况，及时发现并处理可能出现的并发症。

2. 疼痛管理与缓解：术后疼痛是骨肿瘤患者常见的问题。护理人员应根据患者的疼痛程度和特点，制订个性化的疼痛管理方案，如使用药物镇痛、使用物理疗法等。同时，鼓励患者参与疼痛管理，指导患者掌握正确的疼痛评估方法和自我缓解疼痛的技巧。

四、功能锻炼与康复训练

1. 早期功能锻炼：在术后早期，鼓励患者进行适当的功能锻炼，如活动关节、收缩肌肉等，以促进血液循环，预防肌肉萎缩和关节僵硬。

2. 康复训练计划：根据患者的康复情况，制订个性化的康复训练计划，包括肌力训练、平衡能力训练等。通过逐步增加训练强度和难度，帮助患者逐步恢复关节功能和日常生活能力。

五、心理支持与情绪疏导

1. 倾听与理解：耐心倾听患者的诉说，理解患者的感受和需求，给予积极的回应和支持。

2. 心理疏导：针对患者的心理问题，提供心理疏导，帮助患者建立积极的心态，应对疾病带来的挑战。

六、营养与饮食指导

1. 营养评估与指导：根据患者的营养状况和病情，进行营养评估，制订个性化的饮食计划。鼓励患者摄入富含蛋白质、维生素和矿物质的食物，以满足身体需求。

2. 饮食调整与优化：针对患者可能出现的恶心、呕吐等不良反应，调整饮食结构，优化烹饪方式，提高患者的食欲和消化功能。

七、并发症预防与处理

1. 感染预防与控制：加强病房环境的清洁与消毒，减少感染源；密切关注患者的体温、血常规指标等变化，及时发现并处理可能出现的感染症状。

2. 静脉血栓预防：鼓励患者尽早下床活动，促进血液循环；必要时使用抗凝药物或弹力袜等辅助措施，预防静脉血栓的形成。

八、康复期随访与健康宣教

1. 定期随访与评估：在患者康复期间，定期进行随访和评估，了解患者的康复情况和存在的问题，提供必要的指导和建议。

2. 健康宣教：通过做讲座、发宣传册等形式，向患者及家属普及骨肿瘤的相关知识，如疾病的成因、治疗方法、预防措施等，提高患者的健康意识和自我护理能力。

第四节　脊椎疾病的护理

一、疾病概述与分类

脊椎疾病是一类涉及脊柱及其周围结构（如椎间盘、韧带、肌肉等）的病变，其种类繁多，病情轻重不一。常见的脊椎疾病有颈椎病、腰椎病、脊柱侧凸、脊柱骨折等。这些疾病不仅影响患者的身体功能，还可能对其生活质量造成严重影响。

根据病变部位和性质，脊椎疾病可分为以下几类。

1. 退行性疾病：如颈椎病、腰椎病等，主要由脊柱结构的退行性改变引起。

2. 畸形病变：如脊柱侧凸、脊柱后凸等，多为先天发育不良或后天姿势不当所致。

3. 损伤性疾病：如脊柱骨折、脊髓损伤等，由外伤或外力作用导致。

4. 感染性疾病：如脊柱结核、脊柱化脓性感染等，由病原体侵入脊柱部位引发。

二、病因与发病机制

脊椎疾病的病因复杂多样，主要包括以下几个方面。

1. 退行性改变：随着年龄增长，脊柱及其附属结构会发生退行性改变，如椎间盘脱水、椎间隙变窄等，导致脊柱稳定性下降，易引发疾病。

2. 劳损与外伤：长期采用不良姿势、过度使用脊柱等劳损因素，以及外伤或外力作用，均可能导致脊椎疾病的发生。

3. 先天性发育异常：如脊柱裂、脊柱侧凸等，与先天发育不良有关。

4. 代谢与内分泌因素：如骨质疏松、骨代谢异常等，可能影响脊柱的正常结构和功能。

三、症状识别与评估

脊椎疾病的症状因疾病类型和病情轻重而异，以下是常见的症状。

1. 疼痛：疼痛是脊椎疾病最常见的症状，表现为颈部、腰部或背部疼痛，可伴有活动受限。

2. 神经功能障碍：如肢体麻木、无力、肌肉萎缩等，可能与脊髓或神经根受压有关。

3. 姿势异常：如脊柱侧凸、驼背等，影响患者的外观和体态。

在评估脊椎疾病症状时，护理人员需综合考虑患者的年龄、性别、病史、体格检查、影像学检查等多方面信息，以明确疾病的类型、严重程度和可能产生的影响。

四、诊断方法与手段

脊椎疾病的诊断主要依据患者的临床表现、体格检查和影像学检查。

1. 临床表现：通过详细询问患者的病史和症状，初步判断疾病的类型和严重程度。

2. 体格检查：包括脊柱的外观、活动度、压痛点等的检查，有助于发现异常体征。

3. 影像学检查：如X线、CT、MRI检查等，可直观地显示脊柱的结构和病变情况，为诊断提供重要依据。

五、护理措施与策略

针对脊椎疾病患者的护理，护理人员需要制订个性化的护理方案，以确保患者得到全面、细致的照护。以下是具体的护理措施与策略。

1. 疼痛管理：根据患者的疼痛程度和特点，选择合适的治疗方法（如药物治疗、物理治疗），以缓解患者的疼痛。

2. 体位护理：指导患者保持正确的体位，如避免长时间低头、弯腰等，以减少对脊柱的压迫和损伤。

3. 康复锻炼：根据患者的病情和康复需求，制订个性化的康复锻炼计划，以增强脊柱的稳定性和功能。

4. 预防并发症：加强对患者的皮肤护理，预防压疮等并发症，同时关注患者的心理状态，及时给予心理支持。

六、康复训练与指导

1. 主动运动训练：鼓励患者进行主动运动，如进行颈部、腰部和背部的伸展运动，以增强脊柱的灵活性和力量。

2. 肌力训练与平衡能力训练：通过适当的肌力训练与平衡能力训练，可以提高患者的肌肉力量和平衡能力，帮助改善姿势和减少疼痛。

3. 日常生活技能训练：指导患者正确地起床、穿衣、走路等，以减轻脊柱负担，促进康复。

在康复训练过程中，护理人员需要根据患者的实际情况调整训练强度和频率，以确保训练的有效性和安全性。

七、并发症预防与处理

脊椎疾病患者可能出现多种并发症，如压疮、肺部感染、泌尿系统感染等。为了预防这些并发症，护理人员需要采取以下措施。

1. 保证患者皮肤清洁干燥：定期为患者更换床单、衣物等，保证其皮肤清洁干燥，以预防压疮。

2. 加强呼吸道护理：鼓励患者进行深呼吸、咳嗽排痰，以预防肺部感染。对于无法自主咳嗽排痰的患者，可使用吸痰器等辅助设备进行排痰。

3. 注意泌尿系统护理：保证患者会阴部清洁干燥，以预防泌尿系统感染。对于留置尿管的患者，需定期更换尿管和尿袋，并观察尿液的颜色、性状等。

对于已经出现的并发症，护理人员需要根据具体情况制订治疗方案，并采取有效的护理措施，以促进患者康复。

八、心理支持与情绪疏导

护理人员应主动与患者沟通，倾听患者的诉求和困扰，了解其心理需求。通过耐心解释和安抚，可以帮助患者建立战胜疾病的信心，使其积极配合治疗。护理人员可以根据患者的心理状态和需求，提供个性化的心理支持和干预。对于焦虑、抑郁等心理问题较严重的患者，可以请专业心理咨询师进行心理评估和干预，提供必要的心理治疗。

此外，护理人员还可以通过一些心理干预方法，如放松训练、认知重构等，帮助患者调整心态，积极面对疾病和治疗。通过引导患者关注积极的事物、培养兴趣爱好等，可以提高患者的生活质量和幸福感。

九、护理的其他注意事项

在脊椎疾病的护理过程中，护理人员还需要注意以下几点。

1. 持续监测与评估：对患者的病情和康复情况进行持续监测与评估，及时调整护理方案，确保患者得到最佳的治疗效果。

2. 健康教育与指导：向患者及家属普及脊椎疾病的相关知识，包括病因、预防、治疗、康复等方面的内容，提高患者的健康意识和自我护理能力。

3. 团队协作与沟通：与医生、康复师等团队成员保持良好的沟通，共同制订和执行治疗方案和护理计划。

第七章 儿科常见疾病的护理

第一节　新生儿肺炎的护理

一、新生儿肺炎概述与病因

新生儿肺炎是指新生儿在出生后28天内发生的肺部炎症，其病因多种多样，如宫内感染、分娩过程中吸入污染物质、出生后感染等。新生儿的呼吸系统尚未发育完善，其免疫力较低，因此，一旦发生肺炎，病情往往较为严重，需要及时治疗和护理。

二、早期症状识别与诊断

对于新生儿肺炎的早期症状识别与诊断至关重要，因为及时的干预能够有效减轻病情，提高治愈率。早期症状主要有呼吸急促、呼吸困难、咳嗽、发热、拒奶等。在诊断过程中，医生会根据患儿的症状、体征以及实验室检查结果进行综合分析，以确定肺炎的类型和严重程度。

（一）早期症状识别

新生儿肺炎的早期症状通常较为隐匿，不易被家长和护理人员察觉。然而，早期识别并干预对于控制病情具有重要意义。以下是一些常见早期症状。

1. 呼吸异常：新生儿肺炎早期常表现为呼吸急促、浅快或不规则，有时可出现呼吸暂停。这是由于肺部炎症导致肺通气功能障碍所致。

2. 体温变化：新生儿肺炎可引起体温波动，初期可能表现为低热或正常体温，随着病情发展，会出现高热或体温不升。

3. 精神状态不佳：患儿常常烦躁不安、哭闹不止或嗜睡，部分患儿可能出现抽搐等神经系统症状。

此外，新生儿肺炎还可能伴有拒奶、呕吐、腹泻等消化道症状，以及面色苍白、口周发青等体征。这些症状虽然不典型，但仍是早期识别新生儿肺炎的重要依据。

（二）呼吸困难表现

呼吸困难的表现形式多样。患儿可能出现呼吸急促、费力，鼻翼翕动的症状，严重时甚至出现点头呼吸、张口呼吸或三凹征等体征。这些症状表明患儿存在严重的呼吸功能障碍，需要及时干预和治疗。

（三）发热与体温变化

新生儿肺炎患儿在感染初期可能表现为低热或正常体温，这是由于新生儿体温调节中枢发育不完善所致。随着病情的加重，患儿会出现高热或体温不升，这提示感染已经影响患儿的体温调节功能。护理人员应密切监测患儿的体温变化，及时采取措施控制感染，防止病情进一步恶化。

（四）咳嗽与咳痰症状

新生儿肺炎患儿可能出现咳嗽症状，但由于其咳嗽反射较弱，常表现为阵发性咳嗽或偶有单声咳嗽。部分患儿可咳出白色黏液痰或脓性痰，这有助于诊断肺炎。需要注意的是，新生儿肺炎的咳嗽症状可能并不明显，因此不能仅凭咳嗽症状来判断是否患有肺炎。

（五）食欲减退与拒食

由于肺部炎症导致患儿身体不适，以及感染对消化系统产生影响，患儿可能出现食欲下降或拒绝进食的情况。这可能导致患儿营养不良和生长发育受限，因此，需要及时采取措施改善患儿的食欲和营养状况。

（六）诊断方法与流程

新生儿肺炎的诊断需要结合患儿的临床表现、实验室检查和影像学检查进行综合判断。在诊断过程中，护理人员应详细询问病史，了解患儿的发病情况、家族病史、免疫接种史等。同时，应对患儿进行体格检查，观察其呼吸、体温、心率等生命体征的变化。

实验室检查包括血常规、血培养、呼吸道分泌物培养等，有助于确定病原体类型和感染程度。影像学检查如胸部 X 线或 CT 检查可以显示肺部病变情况，对于诊断新生儿肺炎具有重要意义。

三、环境调节与温度控制

环境调节与温度控制是新生儿肺炎护理的重要方面。患儿应被安置在温度适宜、湿度适中、通风良好的病房内，避免过冷或过热导致病情加重。同时，要保证病房清洁、卫生，减少感染的风险。

四、呼吸管理与氧疗应用

对于呼吸困难的患儿，需要给予吸氧治疗，以改善缺氧状态。同时，要保证患儿呼吸道通畅，及时清除其呼吸道分泌物，防止窒息发生。对于严重呼吸困难的患儿，可能需要使用呼吸机进行辅助呼吸。

五、饮食喂养与营养支持

对于肺炎患儿，应根据其病情和消化能力制订合理的饮食计划。对于拒奶或喂养困难的患儿，可通过静脉输液补充营养和水分。同时，要注意观察患儿的大便情况，及时调整饮食和喂养方式。

六、皮肤护理与感染防控

新生儿的皮肤娇嫩，容易受到外界刺激和感染。因此，在新生儿肺炎的护理中，需要特别注意皮肤护理和感染防控。要保证患儿皮肤清洁、干燥，定期为患儿更换尿布和衣物。对于出现皮疹或破损的皮肤，要及时进行处理和消毒，防止继发感染。同时，要加强病房的消毒工作，减少病原体的传播。

七、用药指导与监督

在新生儿肺炎的治疗过程中，通常会使用抗生素、抗病毒药物等进行治疗。护理人员需要向家长讲解药物的种类、作用、用药方法和注意事项等，确保家长能够正确理解和执行用药指导。同时，要密切观察患儿用药后的反应，特别是不良反应，如过敏反应、肝肾功能损害等，如发现异常，应及时报告医生进行处理。

八、心理支持与家庭护理教育

面对新生儿肺炎这一严重疾病，家长往往会产生焦虑、担忧等负面情绪。护理人员应给予家长充分的心理支持，耐心解答家长的疑问。同时，要向家长普及新生儿肺炎的相关知识，包括疾病的成因、预防措施、家庭护理方法等，提高家长的护理能力，促进患儿康复。

总之，新生儿肺炎的护理是一个综合性的过程，需要护理人员、家长等多方的共同努力。通过合理的环境调节、呼吸管理、饮食喂养、皮肤护理、用药指导等措施，可以有效减轻患儿的症状，促进康复。同时，加强心理支持与家庭护理教育也是提高护理质量、降低疾病复发率的重要手段。护理人员应该关注每一个细节，用心呵护每一个新生儿的健康。

第二节　新生儿黄疸的护理

一、新生儿黄疸概述

新生儿黄疸是指新生儿出生后因胆红素代谢异常，引起血中胆红素水平升高，而出现以皮肤、黏膜及巩膜黄染为特征的病症。黄疸是新生儿期最常见的临床表现之一，其发生率和严重程度因人而异。了解新生儿黄疸的成因、分类及治疗方法，对于确保新生儿的健康至关重要。

二、生理性黄疸特点

生理性黄疸是新生儿期最常见的黄疸类型，通常在出生后 2 ~ 3 天出现，4 ~ 6 天时最严重，7 ~ 10 天逐渐消退。这种黄疸的出现是由于新生儿红细胞寿命短、破坏速度快，胆红素生成过多，而肝脏功能尚未发育成熟，对胆红素的摄取、结合、排泄能力有限所致。生理性黄疸通常无须特殊治疗，只需密切观察，确保新生儿得到充足的喂养和休息。

三、病理性黄疸识别

与生理性黄疸相比，病理性黄疸通常出现较早、持续时间较长、程度较重，且可能伴随其他症状。导致病理性黄疸的常见原因有新生儿溶血病、感染、先天性胆道闭锁等。在护理过程中，应密切观察新生儿黄疸的变化，如黄疸出现时间过早、持续时间过长、程度过重或伴有其他异常症状，应及时就医，以便医生根据病情进行诊断和治疗。

四、光照疗法

光照疗法是治疗新生儿黄疸的一种有效方法，其原理是通过使用特定波长的光线照射皮肤，使未结合的胆红素转化为水溶性异构体，从胆汁和尿液中排出，从而降低血清胆红素水平。光照疗法应在医生指导下进行，注意选择合适的光源和照射时间，避免对新生儿造成不必要的损伤。在光照过程中，还需保持适宜的环境温度，确保新生儿舒适安全。

五、药物治疗

对于黄疸程度较重或需要快速降低胆红素水平的新生儿，医生可能会建议使用药物治疗。常用的药物有转氨酶诱导剂、白蛋白等，这些药物可以加速胆红素的代谢和排泄，从而减轻黄疸症状。在使用药物时，应严格遵医嘱进行，注意观察药物疗效和不良反应，及时向医生反馈情况。

六、日常护理要点

家长应保证新生儿皮肤清洁干燥，避免感染；定期观察黄疸变化，如有异常，及时就医；确保新生儿得到充足的喂养和休息，促进胆红素的排泄。此外，家长还需为新生儿营造一个舒适、安静的环境，避免过度刺激和噪声干扰，以帮助新生儿康复。

七、饮食调理建议

对于母乳喂养的新生儿，母亲应注意饮食调理，多吃富含优质蛋白质和维生素的食物，提高乳汁质量，以帮助新生儿康复。对于人工喂养的新生儿，应选择适合其月龄和体质的配方奶，确保其营养均衡。同时，家长应注意调节喂养量和喂养频率，避免过度喂养或喂养不足，影响新生儿的健康。

八、定期复查的重要性

在新生儿黄疸的治疗和护理过程中，定期复查具有重要意义。定期复查可以帮助医生及时了解患儿黄疸的消退情况，评估治疗效果，并根据复查结果调整治疗方案。此外，定期复查还可以帮助医生及时发现并处理可能出现的并发症，确保新生儿的健康和安全。

第三节　新生儿败血症的护理

一、新生儿败血症概述与病因

新生儿败血症是一种严重的全身感染性疾病，指病原体侵入新生儿血液中并生长、繁殖、产生毒素而造成的全身性炎症反应。其病因多样，包括细菌、病毒、真菌等微生物感染，以及新生儿的免疫系统尚未完全发育等因素。新生儿败血症的临床表现复杂，如发热、寒战、皮疹、呼吸急促、心率加快等，严重时可导致多器官功能衰竭，甚至危及生命。

二、病情评估与监测

首先，护理人员需要密切观察患儿的体温、心率、呼吸、血压等生命体征，以及神志、面色、末梢循环等状况，以便及时发现病情变化并采取相应措施。其次，应对患儿的感染症状、体征进行动态评估，如观察皮肤有无破损、红肿、化脓等，并监测血常规、血培养等实验室检查结果，以了解感染的严重程度和病原体类型。

（一）诊断方法与流程

新生儿败血症的诊断主要依赖于临床表现、实验室检查和影像学检查。在诊断过程中，护理人员需要详细询问病史，了解患儿的发病情况、症状表现、家族病史等。同时，应对患儿进行体格检查，观察其精神状态、面色、呼吸、心率等体征的变化。实验室检查包括血常规、血培养、C- 反应蛋白检测等，可以帮助确定病原体类型和感染程度。影像学检查如 X 线、超声检查等，可以帮助了解病变情况。

（二）病情评估指标

新生儿败血症的病情评估指标包括体温、心率、呼吸、血压等生命体征的变化，以及实验室检查结果的变化。护理人员需要密切观察患儿的生命体征，及时发现异常情况并采取相应的治疗措施。同时，应根据实验室检查结果的变化，评估感染的控制情况和病情的转归。

（三）生命体征监测

护理人员需要定期监测患儿的体温、心率、呼吸、血压等，以了解患儿的生命状态。对于体温不升的患儿，应采取保暖措施，如调节室温、加盖被褥等；对于心率和呼吸异常的患儿，应及时进行心电图和血气分析等检查，以评估心肺功能。同时，还需监测患儿的精神状态和面色变化，以便及时发现病情恶化的情况。

（四）实验室检查与监测

血常规检查可以了解患儿的感染程度和贫血情况；血培养可以明确致病菌种类和药敏情况；C-反应蛋白等炎症指标可以反映感染的严重程度和进展情况。护理人员应根据实验室检查结果的变化，在医生指导下及时调整治疗方案，以达到最佳的治疗效果。

此外，对于一些特殊类型的新生儿败血症，如革兰氏阴性杆菌败血症、真菌性败血症等，还需要进行针对性的实验室检查，以便更好地评估病情和制订治疗方案。

（五）并发症预防与处理

新生儿败血症的并发症有化脓性脑膜炎、肺炎、感染性休克等，这些并发症可能对患儿的生命造成威胁。因此，预防并发症是新生儿败血症治疗的重要环节。护理人员应加强对患儿的观察和护理，及时发现并处理可能引发并发症的因素。同时，在治疗过程中，应合理使用抗生素和其他药物，避免药物过量或使用不当引起并发症。

对于已经发生的并发症，应采取积极的治疗措施，如使用有效的抗生素控制感染、纠正水电解质紊乱和酸碱失衡等。同时，还应加强对患儿的营养支持和心理护理，促进患儿康复。

（六）治疗效果评估

护理人员需要根据患儿的临床表现、实验室检查结果、影像学检查结果等，综合评估治疗效果。如果患儿的症状得到明显缓解，实验室检查结果趋于正常，影像学检查显示病变好转，则说明治疗效果良好。反之，则需要及时调整治疗方案，以提高治疗效果。

三、环境调节与感染控制

护理人员应保证病房整洁、通风良好，并定期消毒，以减少病菌的滋生和传播。同时，护理人员应严格执行手卫生制度，接触患儿前后需洗手或使用速干手消毒剂，以降低交叉感染的风险。此外，应保证患儿衣物清洁、柔软，避免皮肤刺激和感染。

（一）环境污染与败血症风险

环境中的细菌、病毒等微生物可通过空气、水源接触等途径传播给新生儿。医院作为新生儿出生和接受治疗的场所，其环境卫生状况尤为重要。此外，家庭环境中的卫生状况同样不容忽视，如家具、玩具、衣物等物品的清洁消毒不到位，也可能成为新生儿败血症发生的隐患。

（二）医院感染控制现状

当前，医院感染控制已成为医疗机构管理的重要内容之一。然而，在实际操作中，仍存在一些问题和挑战。例如，部分医院对新生儿病房的消毒灭菌工作不够重视，清洁措施做不到位；医务人员对手卫生规范依从性不高，导致交叉感染的风险增加；对新生儿的监测和评估机制尚不完善，难以及时发现和控制感染源。

（三）消毒灭菌与清洁措施

为了降低新生儿败血症的发生率，医疗机构应采取有效的消毒灭菌与清洁措施。首先，应加强对新生儿病房的环境管理，定期对病房进行彻底清洁和消毒，确保空气流通、光照充足、温度适宜。其次，医务人员应严格遵守手卫生规范，在接触新生儿前后、进行无菌操作前等关键时刻进行手部清洁和消毒。此外，还应加强对医疗器械和物品的消毒管理，确保其在使用过程中符合卫生要求。

（四）人员培训与操作规范

医疗机构应定期对医务人员进行感染控制知识的培训和考核，提高其对感染防控工作的重视程度和操作水平。同时，还应制定详细的操作规范，明确医务人员在新生儿护理和治疗过程中的各项要求，如穿戴防护用品、正确洗手等，以确保操作的规范性和安全性。

（五）监控与评估机制

医疗机构应建立新生儿败血症的监测报告制度，对疑似和确诊病例进行及时报告和调查处理。同时，还应定期对医院的环境卫生、医务人员的手卫生等关键指标进行检查和评估，以便及时发现问题并采取相应措施加以改进。

（六）家庭环境感染防控

除了医疗机构，家庭环境也是新生儿败血症防控的重要场所。家长应加强对家庭环境的清洁和消毒工作，定期对家具、玩具、衣物等物品进行清洁和晾晒。同时，还应注意新生儿的个人卫生，如定期为其洗澡、更换衣物等。此外，家长还应避免带新生儿到人群密集、环境复杂的场所，以降低感染风险。

四、体温异常的护理

败血症患儿常出现体温异常，护理人员需密切监测患儿体温变化，并根据情况采取相应的保暖或降温措施。对于体温过低的患儿，应加强保暖，如增加被褥、使用暖水袋等，以保证患儿体温在正常范围内。对于高热患儿，应遵医嘱给予物理降温或药物降温，同时注意补充水分，防止脱水。

五、喂养与营养支持

败血症患儿常因感染、代谢紊乱等导致食欲下降、消化不良，护理人员应根据患儿的具体情况制订合适的喂养计划。对于母乳喂养的患儿，应鼓励母亲继续哺乳，同时注意母亲的饮食营养和乳头清洁。对于人工喂养的患儿，应选择适合其月龄和消化能力的奶粉，并严格按照喂养要求进行喂养。此外，对于不能进食或进食不足的患儿，可通过静脉途径给予营养支持，以满足其生长发育和身体恢复的需要。

六、静脉通道维护与用药护理

败血症患儿常需通过静脉途径获取抗生素等药物，因此静脉通道的建立和维护显得尤为重要。护理人员应熟练掌握静脉穿刺技术，选择合适的血管进行穿刺，确保穿刺成功和输液速度适中。同时，需定期检查静脉通道是否通畅、有无渗漏或感染等情况，及时处理异常情况。在用药护理方面，护理人员应严格遵医嘱给药，注意药物的剂量、用法、不良反应等，确保患儿用药安全有效。

七、心理支持与情绪疏导

面对新生儿败血症这一严重疾病，家长往往感到焦虑、恐惧和无助。护理人员应主动与家长沟通，耐心解答家长的疑问，告知家长患儿的病情、治疗方案和预后情况，以缓解其紧张情绪。同时，护理人员应给予家长心理支持，鼓励家长积极面对困难，与护理人员共同为患儿的健康努力。

八、出院指导与随访

当败血症患儿病情稳定、符合出院标准时，护理人员应做好出院指导工作。护理人员应向家长讲解患儿出院后的注意事项、用药指导、饮食调整、定期随访等方面的内容。同时，应建立患儿的健康档案，记录其住院期间的病情变化、治疗方案、预后情况等信息，以便日后随访。在随访过程中，护理人员应关注患儿的康复情况，及时发现并处理可能出现的问题，为患儿的健康成长提供持续的护理支持。

第四节　小儿急性喉气管支气管炎的护理

一、室内环境调控

在小儿急性喉气管支气管炎的护理中，室内环境的调控至关重要。首先，应确保室内温度适宜，避免过冷或过热对患儿造成刺激。同时，保持室内湿度适中，有助于缓解患儿呼吸道的不适感。此外，定期开窗通风，保持室内空气新鲜，可减少病菌滋生和传播的可能性。

二、饮食与营养指导

护理人员应根据患儿的病情和食欲，制订合理的饮食计划。护理人员应鼓励患儿多喝水，以稀释痰液，促进痰液排出。同时，应给予患儿清淡、易消化、营养丰富的食物，如稀粥、面条、蔬菜泥等。此外，应避免摄入油腻、辛辣食物及其他刺激性食物，以免加重患儿呼吸道症状。

三、呼吸道保持通畅

对于痰液较多的患儿，可采用拍背、吸痰等方法，帮助患儿排出痰液。同时，应注意患儿睡姿的调整，避免其颈部弯曲或头部后仰，以免影响呼吸道的通畅。此外，应定期为患儿更换衣物和床单，保持床铺清洁卫生，减少感染的风险。

四、病情观察与记录

护理人员应定期监测患儿的体温、呼吸、心率等生命体征，并注意观察患儿的症状、体征变化，如咳嗽、呼吸困难、出现喉鸣音等。同时，应做好病情记录，及时向医生反馈患儿的病情，以便调整治疗方案。

五、休息与活动指导

在小儿急性喉气管支气管炎的治疗期间，充足的休息对于患儿的恢复至关重要。护理人员应指导家长合理安排患儿的作息时间，保证患儿睡眠充足。同时，应根据患儿的年龄和病情，指导家长带其进行适当的活动，以促进患儿身体康复。

六、心理支持与情绪疏导

面对疾病带来的痛苦和不适，患儿往往容易产生恐惧、焦虑等负面情绪。因此，在护理过程中，护理人员应给予患儿心理支持。通过与患儿沟通、讲故事、做游戏等方式，可以缓解患儿的紧张情绪，增强其战胜疾病的信心。同时，应指导家长与患儿进行情感交流，以减轻患儿的心理压力。

七、用药指导与监督

护理人员应详细了解患儿的用药方案，包括药物的种类、剂量、用法、可能出现的不良反应等。在给药过程中，护理人员应严格遵医嘱，确保患儿按时、按量服药。同时，应密切观察患儿用药后的反应，如有异常，及时报告医生进行处理。

第五节　新生儿呼吸窘迫综合征的护理

一、疾病概述与识别

新生儿呼吸窘迫综合征（NRDS）通常发生在早产儿身上，因肺泡表面活性物质缺乏，导致肺泡塌陷，患儿在出生后不久即出现进行性呼吸困难、发绀，甚至呼吸衰竭。NRDS 的病情发展迅速，严重威胁新生儿的生命安全，因此，NRDS 的早期识别和准确诊断至关重要。

在识别 NRDS 时，护理人员需密切观察新生儿的呼吸状况，注意其是否存在呼吸急促、呻吟样呼吸、鼻翼翕动等症状。同时，应注意观察新生儿皮肤颜色变化，如出现青紫、苍白等异常表现，应高度警惕患 NRDS 的可能性。此外，还需关注新生儿的心率、血氧饱和度等生命体征的变化，以及是否有喂养困难、吸吮无力等症状。一旦发现新生儿疑似患 NRDS，应立即通知医生，进行进一步的诊断和治疗。

二、环境调整与保暖

护理人员应保证患儿的病房环境安静、整洁，温度控制在 24 ~ 26℃，湿度维持在 55% ~ 65%，以减少对患儿的不良刺激，降低感染风险。同时，要注意保暖，避免患儿因体温低而出现低氧血症、代谢性酸中毒等并发症。护理人员应根据患儿的具体情况，选择合适的保暖措施，如使用保暖箱、加盖被子等，确保患儿体温稳定在正常范围内。

三、呼吸道管理与通气

护理人员应定期清理患儿呼吸道分泌物，保证其呼吸道通畅。对于呼吸困难的患儿，可遵医嘱给予吸氧治疗，以缓解缺氧症状。同时，护理人员应密切关注患儿的呼吸状况，如有异常，应及时通知医生处理。在通气方面，对于病情严重的患儿，可能需要使用呼吸机进行辅助通气。在使用呼吸机时，护理人员应熟练应用操作技巧，并密切关注患儿的生命体征变化，以及呼吸机的运行状况，确保通气效果良好。

四、喂养与营养支持

由于 NRDS 患儿呼吸困难，吸吮和吞咽能力受限，喂养与营养支持是护理中的重要内容。对于病情较轻的患儿，可尝试经口喂养，建议选择易消化的配方奶或母乳。对于病情较重的患儿，可能需要通过静脉输液、鼻饲等方式提供营养支持。在喂养过程中，护理人员应密切观察患儿的喂养情况，如喂养量、喂养时间、喂养后反应等，并根据患儿的具体情况进行调整。同时，护理人员还应关注患儿的生长发育情况，定期评估其营养状况，确保患儿获得充足的营养支持。

五、感染预防与控制

NRDS 患儿由于呼吸道功能受损，免疫力较低，容易发生感染。因此，感染预防与控制是护理中的重要任务。护理人员应严格执行消毒隔离制度，定期清洁患儿的病室，并进行消毒，减少感染源。同时，应注意手卫生，接触患儿前后应洗手或使用速干手消毒剂。在护理操作中，应遵循无菌原则，避免交叉感染的发生。此外，护理人员还应密切关注患儿的感染征象，如发热、咳嗽、呼吸急促等，一旦发现，应及时报告医生进行处理。

六、病情观察与记录

护理人员应密切观察患儿的生命体征、皮肤颜色等变化情况，以及有无呕吐、腹胀等消化系统症状。同时，应定期记录患儿的体重、喂养量、尿量等数据，以便评估患儿的营养状况和病情发展趋势。对于使用呼吸机的患儿，还应关注呼吸机的参数设置和患儿的反应情况。在观察过程中，如发现异常，应及时报告医生进行处理，并根据医生的指示调整护理方案。

七、心理支持与情绪疏导

NRDS 患儿的病情往往较为严重，家长在面对患儿的疾病时可能会感到焦虑、恐惧和无助。因此，护理人员应主动与家长进行沟通，耐心解答家长的疑问，向其讲解患儿的病情、治疗方案和预后情况。同时，应给予家长必要的心理支持，鼓励家长保持积极乐观的心态，与护理人员共同为患儿的健康努力。此外，护理人员还应定期向家长汇报患儿的病情变化和护理进展，增强家长对治疗的信心。

八、护理效果评估与调整

在 NRDS 患儿的护理过程中，护理人员应定期对护理效果进行评估，以便及时发现问题。评估内容包括患儿的生命体征、皮肤颜色等指标的改善情况，以及营养支持、感染控制等方面的护理效果。根据评估结果，护理人员应与医生共同制订和调整护理方案，以确保患儿得到最佳的治疗效果。

第六节　新生儿颅内出血的护理

一、新生儿颅内出血概述与病因

新生儿颅内出血是指脑实质、脑室内、蛛网膜下腔等的出血，是新生儿期的严重脑损伤，多由产伤和缺氧引起，预后较差。新生儿颅内出血主要有产伤性颅内出血、缺氧性颅内出血、医源性颅内出血以及其他因素导致的颅内出血。不同因素导致的颅内出血可能导致不同程度的脑损伤，严重影响新生儿的生存质量和远期预后。

二、临床护理原则与目标

临床护理原则主要包括密切观察病情、早期干预、综合治疗、个体化护理等。临床护理目标是降低颅内出血的并发症发生率，提高患儿的生存质量，促进患儿神经功能的恢复，降低远期后遗症的发生率。

三、病情监测与记录

在病情监测方面，护理人员应密切观察患儿的意识状态、瞳孔变化、生命体征等。对于有意识障碍的患儿，需特别关注其神志恢复情况；对于瞳孔不等大或对光反射迟钝的患儿，应警惕脑疝的发生。此外，护理人员还应定时监测患儿的心率、呼吸、血压等生命体征，并记录患儿的出入量、喂养情况等。

四、环境创造与安全防护

为新生儿创造一个舒适、安静的环境至关重要。护理人员应保证病房干净、整洁，定期开窗通风，确保空气新鲜。同时，应保证室内温度和湿度适宜，避免患儿因环境变化而受到不良影响。此外，应加强安全防护措施，防止患儿发生跌落、撞伤等意外事件。

五、营养支持与喂养

对于颅内出血的新生儿，营养支持与喂养策略应根据患儿的具体情况制订。对于病情较轻、吸吮能力较好的患儿，可采用母乳喂养或配方奶喂养；对于病情较重、吸吮能力受限的患儿，可通过鼻饲或静脉营养支持满足其营养需求。在喂养过程中，护理人员应密切观察患儿的喂养情况，及时调整喂养量和喂养方式，确保患儿获得充足的营养。

六、心理支持与情绪疏导

颅内出血对新生儿及其家庭来说是一次严重的打击，家长往往会产生焦虑、恐惧等负面情绪。因此，护理人员应积极与家长进行沟通，耐心解答家长的疑问，给予必要的心理支持。同时，应向家长普及新生儿颅内出血的相关知识，帮助家长了解患儿的病情、治疗方案及预后情况，增强其对治疗的信心。此外，护理人员还应关注患儿的心理发育，并通过适当的刺激和训练促进患儿神经功能的恢复。

七、并发症预防与处理

颅内出血的患儿常伴有一系列并发症，如脑水肿、脑疝、脑积水等。为了预防这些并发症，护理人员应密切观察患儿的病情变化，及时发现并处理异常情况。对于已出现的并发症，护理人员应遵医嘱采取相应的治疗措施，如降低颅内压、改善脑循环等。同时，应加强对患儿的护理，预防感染、压疮等其他并发症。

八、出院指导与随访

患儿出院前，护理人员应向家长详细讲解出院后的注意事项，包括喂养方法、日常护理、患儿病情变化观察要点等。同时，应制订定期随访计划，以便及时了解患儿的康复情况并调整治疗方案。护理人员还应告知家长有效的联系方式，以便在患儿出现异常情况时及时沟通和处理。

第七节　维生素 D 缺乏性佝偻病的护理

一、疾病概述与症状识别

维生素 D 缺乏性佝偻病是一种因维生素 D 缺乏导致钙磷代谢失常和骨样组织钙化不良的营养性骨病，多发生于 2 岁以下的婴幼儿。维生素 D 在维持正常钙磷代谢、促进骨骼发育等方面发挥着重要作用，缺乏时会导致骨骼发育不良，出现一系列症状。

患儿早期可能出现神经兴奋性增高的表现，如易激惹、烦躁、多汗等。随着病情发展，可出现骨骼改变，如出现方颅、串珠肋、手镯脚镯征等。同时，患儿可能出现肌肉松弛、肌张力降低、腹部膨隆等症状。这些症状不仅影响患儿的生长发育，还可能对其心理产生不良影响。

二、诊断方法与确诊标准

诊断维生素 D 缺乏性佝偻病主要依据患儿的临床表现、体格检查以及实验室检查。临床表现和体格检查包括对上述症状和体征的观察与监测。在实验室检查方面，血清 25-羟维生素 D 水平是诊断维生素 D 缺乏的金标准，同时结合血清钙、磷和碱性磷酸酶水平进行综合分析。

确诊标准包括：血清 25-羟维生素 D 水平降低，伴有典型的临床症状和体征；X 线检查显示长骨干骺端临时钙化带模糊或消失，呈毛刷样、杯口状改变；病情严重者可出现骨质软化、骨骼变形等症状。

三、药物治疗与剂量调整

药物治疗是维生素 D 缺乏性佝偻病的重要治疗方法，主要通过补充维生素 D 和钙剂来改善患儿的钙磷代谢和骨骼发育。

补充的维生素 D 剂量需根据患儿的病情、年龄和体重进行个体化调整。在治疗初期，通常需要较大剂量的维生素 D 冲击治疗，以迅速纠正维生素 D 缺乏状态。随后，应根据血清 25-羟维生素 D 水平和临床表现调整剂量，维持治疗一段时间，以确保患儿骨骼发育正常进行。

同时，钙剂的补充也是必要的。钙是骨骼发育需要的基本元素，缺乏时会影响骨骼的正常矿化。然而，摄入过多的钙也可能对肾脏等器官造成负担，因此，补充的钙剂剂量也需根据患儿的具体情况进行调整。

四、营养补充与饮食指导

对于维生素 D 缺乏性佝偻病患儿，除了药物治疗，营养补充也十分重要。患儿应增加富含维生素 D 和钙的食物的摄入，如蛋黄、牛奶、豆类等。同时，适当晒太阳也有助于促进体内维生素 D 的合成。

护理人员应向家长普及营养知识，指导家长合理安排患儿的饮食，保证其营养均衡。此外，还应根据患儿的实际情况进行个体化的饮食调整，以满足其生长发育的需求。

五、心理疏导与家庭关怀

维生素D缺乏性佝偻病不仅影响患儿的身体健康，还可能对其心理产生不良影响。因此，在护理过程中，护理人员应关注患儿的心理状态，及时给予心理疏导和安慰。

同时，家庭关怀也是促进患儿康复的重要因素。家长应积极配合医生的治疗方案，关注患儿的病情变化，为患儿提供一个温馨、和谐的家庭环境。护理人员也应加强与家长的沟通，指导家长正确护理患儿，增强家庭支持力度。

六、康复训练与功能恢复

对于已经出现骨骼变形的患儿，康复训练与功能恢复是护理的重要内容。护理人员应根据患儿的实际情况制订个性化的康复计划，包括运动锻炼、物理治疗等。

在运动锻炼方面，护理人员应指导患儿进行适当的关节活动和肌肉锻炼，以促进骨骼的正常发育和肌肉力量的恢复。在物理治疗方面，可采用热敷、按摩等方法缓解肌肉紧张和疼痛。对于严重的骨骼变形，可能需要使用矫形器进行矫正。

七、并发症预防与处理

维生素D缺乏性佝偻病可能会导致多种并发症，如呼吸道感染、消化不良、营养不良等。因此，在护理过程中，护理人员应密切关注患儿的病情变化，及时发现并处理并发症。

对于呼吸道感染等常见并发症，护理人员应加强对患儿呼吸道的管理，保持室内空气流通，避免交叉感染。对于消化不良、营养不良等问题，护理人员应指导家长合理安排患儿的饮食，保证其营养摄入的充足和均衡。

八、随访与健康宣教

患儿出院后，护理人员应制订详细的随访计划，定期与家长联系，了解患儿的康复情况，指导家长进行家庭护理，督促患儿进行康复训练。同时，护理人员还应根据患儿的实际情况对家长进行健康宣教，提高家长对维生素 D 缺乏性佝偻病的认知和重视程度，促进患儿的全面康复。

第八节　儿童肥胖症的护理

一、儿童肥胖症概述

儿童肥胖症是指儿童体内脂肪组织积聚过多，体重超过同性别、同年龄健康儿童或同身高健康儿童平均体重的两个标准差，或超过同年龄、同性别儿童平均体重 20% 的现象。肥胖症已成为全球范围内影响儿童健康的主要问题之一，它不仅影响儿童的体形和外貌，还可能引发一系列健康问题，如糖尿病、高血压等。因此，对儿童肥胖症的护理显得尤为重要。

二、饮食调整原则

1. 控制总热量摄入：减少高热量、高脂肪和高糖食物的摄入，适量增加蔬果等高膳食纤维食物的摄入，以控制总热量摄入。

2. 保证营养均衡：确保儿童获得足够的蛋白质、维生素和矿物质，以满足其生长发育的需要。

3. 定时定量进食：建立规律的饮食习惯，定时定量进食，避免暴饮暴食。

4. 少吃零食：减少零食，尤其是高热量、高脂肪零食的摄入。

三、运动锻炼计划

1. 制订个性化运动计划：根据儿童的年龄、兴趣和身体状况，制订个性化的运动计划，包括运动类型、运动时间和运动强度。

2. 增加有氧运动：鼓励儿童进行有氧运动，如慢跑、游泳、骑自行车等，以提高心肺功能，消耗热量。

3. 结合力量训练：适当进行力量训练，如进行俯卧撑、仰卧起坐等，以增强肌肉力量和耐力。

4. 养成运动习惯：培养儿童养成定时运动的习惯，让运动成为生活的一部分。

四、心理疏导与支持

1. 建立自信心：帮助儿童建立自信心，让其认识到自己的价值并不取决于体形和外貌。

2. 减轻心理压力：了解儿童的心理需求，减轻其对肥胖的焦虑，鼓励其积极参与社交活动。

3. 家庭支持：家长应给予儿童充分的关爱和支持，与其共同面对肥胖问题，一起制订和执行减肥计划。

五、家庭环境与监督

1. 营造健康的家庭环境：保证家庭环境整洁、卫生，减少高热量、高脂肪和高糖食物的存放，避免儿童接触到这些不健康的食物。

2. 建立规律的作息：确保儿童有充足的睡眠时间，避免熬夜或睡眠不足导致代谢紊乱。

3. 加强监督与引导：家长应密切关注儿童的饮食和运动情况，及时纠正其不良习惯，引导儿童养成健康的生活方式。

六、定期监测与评估

1. 体重监测：定期测量儿童的体重和身高，记录变化情况，以便及时发现肥胖问题并进行干预。

2. 健康评估：对儿童的健康状况进行定期评估，包括血压、血糖、血脂等指标的检测，以便及时发现并处理潜在的健康问题。

3. 调整护理计划：根据儿童的体重变化和健康状况，适时调整饮食和运动计划，确保减肥效果最大化。

七、预防并发症与复发

1. 巩固减肥成果：在成功减肥后，要继续保持良好的饮食和运动习惯，避免反弹。

2. 定期体检：定期带儿童进行体检，关注其健康状况，及时发现并处理可能出现的并发症。

3. 健康教育：加强对儿童和家长的健康教育，让儿童了解肥胖的危害和预防措施，提高其自我保健意识。

八、健康教育与推广

1. 开展健康教育活动：通过举办讲座、展览等形式，向儿童和家长普及儿童肥胖症的相关知识，提高其健康意识。

2. 媒体宣传：利用电视、广播、报纸等媒体渠道，广泛宣传儿童肥胖症的危害和预防措施，引导社会关注儿童健康问题。

3. 政策支持：政府应加大对儿童肥胖症防治工作的支持力度，制定相关政策法规，为儿童健康成长提供有力保障。

第九节　上呼吸道感染的护理

一、上呼吸道感染概述

上呼吸道感染主要由病毒引起，如流感病毒、腺病毒等，偶尔也可由细菌引起。儿童由于免疫系统尚未发育完善，更容易受到感染。上呼吸道感染通常表现为发热、咳嗽、鼻塞、流涕等症状，严重时可影响儿童的正常生活和学习。因此，对于儿童上呼吸道感染的护理显得尤为重要。

二、症状识别与观察

上呼吸道感染的症状多种多样，但通常表现为发热、咳嗽、鼻塞、流涕、喉咙痛、乏力等。在护理过程中，护理人员应密切观察患儿的症状变化，以便及时发现并处理可能出现的并发症。

首先，护理人员应定时测量患儿的体温，观察其发热情况。如果患儿体温持续升高或高热不退，应及时通知医生，以便采取进一步的治疗措施。

其次，护理人员应观察患儿的咳嗽情况。如果咳嗽剧烈、频繁或伴有喘息声，可能提示病情较重，需要及时通知医生。同时，护理人员还应观察患儿的呼吸状况，确保其呼吸通畅。

此外，护理人员还需关注患儿的鼻塞、流涕、喉咙痛等症状。这些症状可能导致患儿呼吸困难、进食困难等，影响其生活质量。因此，护理人员需要为患儿提供适当的护理和安慰，帮助其缓解不适感。

三、环境调整与舒适护理

护理人员需要对患儿所处的环境进行适当调整。首先，应保证室内空气流通，定期开窗通风，避免空气污浊。其次，应保证室内温度和湿度适宜，避免过于干燥或潮湿。此外，护理人员还应注意减少噪声和光线刺激，为患儿创造一个安静、舒适的环境。

在舒适护理方面，护理人员可以为患儿提供柔软的床铺和舒适的衣物，确保患儿有足够的睡眠时间。同时，护理人员还可以通过播放舒缓的音乐、讲故事等方式，帮助患儿放松心情，减轻其焦虑和恐惧感。

四、饮食与营养指导

患儿可能出现食欲不振、消化不良等症状，因此护理人员需要为患儿提供营养丰富、易于消化的食物。护理人员应鼓励患儿多喝水，以保证其体内水分充足，帮助排出病毒和调节体温。护理人员应为患儿提供富含维生素 C 和锌的食物，如新鲜蔬果、瘦肉等，以增强其免疫力，促进康复。此外，护理人员还需关注患儿的消化功能，避免给予其过于油腻的食物或其他刺激性食物。

患儿应采用少食多餐的饮食方式，避免一次性摄入过多食物导致消化不良。同时，护理人员还应关注患儿的口腔卫生，定期为其清洁口腔，防止口腔感染。

五、药物治疗与监护

在药物治疗过程中，护理人员需要严格遵医嘱，按时按量给患儿服药。同时，护理人员还需关注患儿用药后的反应，特别是可能出现的不良反应，如恶心、呕吐、出现皮疹等，一旦发现异常，应及时通知医生。

在监护方面，护理人员需要密切观察患儿的生命体征，如体温、心率、呼吸等，确保患儿的生命安全。此外，护理人员还需关注患儿的精神状态，及时发现并处理可能出现的心理问题。

六、心理支持与安抚

上呼吸道感染不仅给患儿的身体带来不适，还可能对患儿的心理产生负面影响。因此，在护理过程中，护理人员需要给予患儿心理支持和安抚。

首先，护理人员应尊重患儿的感受，耐心倾听患儿的诉求和担忧。通过安慰、鼓励等方式，可以帮助患儿树立战胜疾病的信心。其次，护理人员可以鼓励患儿进行一些有趣的活动，如画画、玩游戏等，以分散其注意力，减轻其焦虑和恐惧感。此外，护理人员还可以邀请家长参与患儿的护理过程，共同为患儿提供心理支持。

七、并发症预防与应对

儿童上呼吸道感染如果治疗不及时或护理不当，可能会导致一系列并发症，如中耳炎、鼻窦炎、肺炎等。因此，在护理过程中，护理人员需要密切关注患儿的病情变化，及时发现并处理可能出现的并发症。

护理人员应保证患儿的耳朵和鼻腔清洁，避免病菌滋生。对于鼻塞、流涕等症状，护理人员可以使用生理盐水清洗患儿鼻腔，帮助其缓解不适感。如果患儿高热不退、咳嗽剧烈，护理人员应及时通知医生，以便采取进一步的治疗措施，避免病情恶化。

一旦患儿出现并发症，护理人员需要立即采取应对措施。如对于中耳炎，护理人员可以为患儿使用抗生素滴耳液；对于肺炎，护理人员需要加强抗感染治疗，同时关注患儿的生命体征。

八、出院指导与随访

在患儿病情稳定、符合出院标准时，护理人员需要为患儿及家长提供详细的出院指导。首先，护理人员需要告知家长居家护理的注意事项，如饮食调整、药物使用、病情变化观察等。其次，护理人员需要提醒家长定期带患儿到医院进行复查，以确保患儿的康复情况良好。

护理人员还应做好随访工作。在随访过程中，护理人员需要关注患儿的恢复情况，了解患儿在家中的生活和饮食情况，以及是否存在复发或出现并发症的情况。对于存在问题的患儿，护理人员需要及时给予指导和建议，帮助患儿更好地恢复健康。

第十节　婴幼儿腹泻的护理

一、婴幼儿腹泻症状识别与判断

婴幼儿腹泻通常表现为排便次数增多、大便性状改变，如稀便、水样便、黏液便等。在护理过程中，护理人员需要密切关注患儿的症状变化，以便及时发现并处理可能出现的并发症。

护理人员要注意观察患儿的排便次数和大便性状。一般来说，腹泻患儿的排便次数会明显增多，大便性状也会变得稀薄或呈水样。如果大便中出现黏液、血丝或大便气味恶臭等，可能提示病情较重，需要及时通知医生。

护理人员需观察患儿的精神状态和全身症状。腹泻可能导致患儿食欲不振、精神萎靡、发热等。如果出现高热、抽搐、呼吸急促等严重症状，可能并发感染或脱水，应立即寻求医生的帮助。

二、饮食调整与营养补充

对于母乳喂养的患儿，母亲应继续哺乳，以保证患儿获得充足的营养和水分。对于人工喂养的患儿，可以暂时改用腹泻奶粉或稀释的普通配方奶，以减轻其肠道负担。可以给自主进食的患儿提供易消化的食物，如稀粥、面条、煮熟的蔬果等。同时，应避免给患儿食用油腻、辛辣、生冷食物及其他刺激性食物，以免加重腹泻症状。

三、液体补充

首先，要确保患儿摄入足够的水分。除了母乳喂养和配方奶喂养，还可以给患儿适量喂服温开水或淡盐水。但需注意，对于年龄较小或病情较重的患儿，应在医生指导下进行液体补充。其次，要关注患儿的尿量和尿色。尿量减少、尿色深黄可能提示患儿存在脱水风险。此时应增加液体摄入量，并及时寻求医生的帮助。

四、皮肤清洁与护理

首先，要保证患儿肛周皮肤清洁干燥。每次排便后，应用温水清洗肛周皮肤，并用柔软的毛巾轻轻擦干。避免使用刺激性强的清洁剂或纸巾，以免加重皮肤损伤。其次，对于尿布皮炎患儿，可以在医生指导下使用药膏或护臀霜进行治疗。同时，应增加更换尿布的次数，以减少皮肤摩擦和污染。

五、排便习惯与卫生习惯

养成良好的排便习惯与卫生习惯有助于减少腹泻的复发。

首先，要教育患儿养成良好的排便习惯，定时排便，避免憋便或过度用力排便。对于年龄较小的患儿，家长应协助其进行排便。其次，要教育患儿养成良好的卫生习惯。患儿的尿布、衣物等应及时清洗消毒，避免滋生细菌。同时，要注意保持室内空气流通，保证环境清洁干燥。

六、并发症处理

在婴幼儿腹泻的护理过程中，患儿可能会出现发热等并发症。护理人员应及时发现并处理可能出现的并发症。

首先，应注意观察患儿的体温变化。如果患儿体温轻度升高，且精神状态良好，可以采取物理降温的方法，如用温水擦拭身体、减少衣物等。但如果患儿体温持续升高或高热不退，应及时寻求医生的帮助。其次，对于可能出现的并发症，如电解质紊乱、酸中毒等，护理人员应在医生的指导下进行预防和处理。这包括根据患儿病情进行必要的检查，如电解质检查、血气分析等，以及根据检查结果进行适当的治疗。

七、心理安抚与陪伴

腹泻对于婴幼儿来说是一种不适的体验，可能导致患儿出现焦虑、烦躁等情绪问题。护理人员要保持温和、亲切的态度，用温柔的语言和动作安抚患儿，让患儿感受到安全和关爱。对于年龄稍大的患儿，护理人员可以与其进行沟通，了解其感受和需求，帮助其建立战胜疾病的信心。可以为患儿提供一些玩具或指导其进行一些活动，以分散患儿的注意力，减轻其不适感。同时，应鼓励家长多陪伴患儿，与患儿共同度过这段困难时期。

八、寻求专业医疗指导

婴幼儿腹泻的护理涉及多个方面，需要专业的医疗知识和经验。因此，在护理过程中，护理人员应及时寻求专业医疗指导，以确保患儿得到合理的治疗和护理。

首先，当患儿出现腹泻症状时，护理人员应尽快寻求医生的帮助，由医生进行评估和诊断。医生会根据患儿的症状和检查结果制订合适的治疗方案，并指导护理人员进行护理。

其次，在护理过程中，护理人员应与医生保持沟通，及时反馈患儿的症状变化和护理效果。如果遇到问题或困惑，可以向医生咨询，寻求专业建议。

第十一节　小儿惊厥的护理

一、小儿惊厥概述与病因分析

小儿惊厥主要表现为突然发作的全身或局部肌肉强直性和阵挛性抽搐，并伴有意识丧失。其病因多种多样，可能与感染、代谢紊乱、遗传等因素相关。了解小儿惊厥的概述和病因，对于制订合理的护理计划至关重要。

感染是导致小儿惊厥的主要病因之一，特别是中枢神经系统感染，如脑膜炎、脑炎等可引发惊厥。此外，代谢异常也是导致小儿惊厥的常见原因，如低血糖、低血钙等可引发惊厥。遗传因素如患有遗传性癫痫综合征也可能导致惊厥的发生。

在护理过程中，护理人员需要根据患儿的病因和病情，制订个性化的护理方案。同时，应密切关注患儿的症状变化，及时与医生沟通，以便调整治疗方案。

二、惊厥发作时的紧急处理

当患儿惊厥发作时，家长和护理人员应迅速采取紧急措施，以减轻患儿的痛苦，避免发生并发症。

首先，确保患儿的安全至关重要。应将患儿平放在安全的地方，避免受伤。同时，应保证其呼吸道通畅，防止呕吐物或分泌物堵塞气道。若患儿出现呼吸困难或窒息症状，应立即采取急救措施。其次，应观察并记录患儿惊厥发作时的症状，包括发作时间、持续时间、表现形式等，以便医生评估病情。若惊厥发作持续时间较长或频繁发作，应立即寻求医生的帮助。

三、药物治疗与监督

首先，遵医嘱正确用药是关键。护理人员应严格按照医生的指示给患儿服药，不得随意更改剂量或停药。同时，护理人员应告知家长药物的种类、剂量、用法和注意事项，以便其在紧急情况下协助患儿正确服药。此外，还应注意观察药物的不良反应。部分抗惊厥药物可能导致患儿出现嗜睡、乏力、恶心等不良反应。若患儿出现严重不良反应，应立即停药并及时报告医生。

四、环境安全与防护措施

首先，应确保居住环境的安全。应移除可能引发跌倒或撞伤的障碍物，保持地面整洁干燥，防止滑倒。对于年龄较小的患儿，还需注意防止其接触危险物品或爬高。其次，应采取适当的防护措施。为患儿配备软垫或护垫，可减轻跌倒或撞击时的伤害。在惊厥发作时，可轻轻扶住患儿，避免其受到额外伤害。

五、饮食与营养指导

首先，提供均衡的饮食是关键。应确保患儿摄入足够的蛋白质、碳水化合物、脂肪、维生素、矿物质等营养素，以满足其生长发育的需求。其次，应避免摄入刺激性食物和饮料。如辛辣、油腻食物、含咖啡因的食物等可能诱发或加重惊厥的食物应尽量避免食用。同时，应鼓励患儿多喝水，保持身体水分平衡。

六、心理支持与情绪疏导

小儿惊厥不仅给患儿带来身体上的痛苦，还可能对其心理造成一定的影响。首先，了解患儿的心理需求是关键。家长和护理人员应关注患儿的情绪变化，及时发现其焦虑、恐惧等心理问题，并为其提供心理支持和安慰。其次，应采取积极的心理干预措施。如通过讲故事、听音乐等方式转移患儿的注意力，可以缓解其焦虑和恐惧情绪。同时，应鼓励患儿表达自己的感受和需求，增强其自信心和应对能力。

七、并发症预防与观察

护理人员应加强对患儿的日常护理,保证其身体清洁干燥,避免感染。同时,应注意患儿的口腔卫生和皮肤护理,防止出现口腔溃疡、皮肤破损等问题。此外,还应密切关注患儿的症状变化。若患儿出现呼吸困难、高热、抽搐等异常症状,应立即报告医生进行处理。

八、家庭护理与康复指导

家长应了解小儿惊厥的相关知识，包括病因、症状、治疗方法等，以便更好地配合护理人员的治疗工作。为患儿提供全方位的护理和康复支持，家庭环境的优化和适应是关键。应保证居住环境安静、整洁、有序，为患儿创造舒适、安全的康复环境。同时，应根据患儿的具体情况，合理安排作息，保证患儿有充足的睡眠和休息时间。

在患儿康复过程中，家长还需注意预防惊厥的复发。家长应监督患儿遵医嘱规律服药，并定期带患儿复查。此外，应时刻关注患儿的身体状况，避免其过度劳累、情绪波动等，以免诱发惊厥。

第十二节　新生儿硬肿症的护理

一、新生儿硬肿症概述与病因

新生儿硬肿症主要表现为皮下脂肪硬化和水肿，多发生在寒冷季节，多见于早产儿、低体重儿。其发病原因复杂，主要与寒冷损伤、感染、早产、窒息等因素有关。

新生儿体温调节中枢发育不完善，在低温环境下，容易受到寒冷的影响，导致皮下脂肪硬化和水肿。感染也是引起新生儿硬肿症的重要因素。新生儿免疫力较弱，容易感染细菌或病毒，进而引发硬肿症。

早产儿和低体重儿因身体各器官发育不完善，对外界环境的适应能力差，容易发生硬肿症。另外，窒息会导致新生儿缺氧，影响身体各器官的正常功能，从而引发硬肿症。

二、病情评估与诊断

在病情评估过程中，应重点关注患儿的生命体征、体重、胎龄以及硬肿的程度和部位。诊断要点则包括出现皮肤硬肿的特征性表现、体温异常、反应低下、疑似出现感染症状等。

在评估时，护理人员需要关注患儿的皮肤状况，硬肿通常表现为皮肤紧贴皮下组织，不能移动，按之有橡皮样感。同时，患儿的体温往往偏低，反应较差。此外，护理人员还应关注患儿是否有感染症状，如发热、呼吸急促等。

诊断时，医生会根据患儿的病史、临床表现以及体格检查结果进行综合判断。如果疑似患有硬肿症，可能需要进行实验室检查（如血常规、尿常规等）辅助诊断。

通过全面评估和准确诊断，护理人员可以为患儿制订个性化的护理计划，确保患儿得到及时、有效的治疗和护理。

三、营养支持与喂养

对于硬肿症患儿，营养支持与合理喂养是护理工作的重要组成部分。患儿的皮肤和脂肪组织受损，身体消耗增加，因此需要提供充足的营养以满足其生长发育的需求。

对于母乳喂养的患儿，护理人员应确保母乳充足供应。母亲可以通过调整饮食、增加营养摄入来提高乳汁质量。同时，应保证母乳喂养的频次和量适当，以满足患儿的营养需求。如果无法进行母乳喂养或母乳喂养量不足，护理人员可以选择合适的配方奶进行替代喂养。在选择配方奶时，应根据患儿的月龄、体重和病情进行选择，确保其营养成分符合患儿的需求。

四、体温管理与复温

硬肿症患儿体温调节中枢受损，容易出现低体温现象，因此，护理人员需要采取有效的复温方法来维持患儿的正常体温。

对于轻度低体温的患儿，护理人员可以采用包裹、保暖等物理方法进行复温，如将患儿包裹在温暖的棉被或毯子中，保持室内温度适宜，避免过度暴露于寒冷环境中。对于严重低体温的患儿，护理人员需要采用更加积极的复温方法，如可以使用保温箱或辐射台等设备进行复温，通过调节设备的温度和湿度，使患儿体温逐渐回升至正常。

五、预防感染与卫生护理

护理人员应保证患儿居住环境清洁、卫生，定期开窗通风，保持室内空气新鲜；定期清洁患儿的床铺、衣物和玩具等物品，避免滋生细菌。在接触患儿前，护理人员应洗手并穿戴好消毒衣物；在患儿接受治疗或护理时，应使用一次性消毒用品，避免交叉感染。

六、病情监测与记录

通过密切监测和详细记录，护理人员可以及时发现患儿的病情变化，为医生提供有价值的诊断依据，同时为护理计划的调整提供依据。

在病情监测方面，护理人员应重点关注患儿的生命体征、皮肤状况、进食及排便情况等。生命体征包括体温、心率、呼吸等，应定时监测并记录，以便及时发现异常。皮肤状况是硬肿症的重要观察指标，应定期检查患儿的皮肤颜色、硬肿程度和范围，以及是否有破损或感染等情况。进食及排便情况可以反映患儿的营养状况和消化功能，应详细记录患儿每次进食的量、种类以及排便的次数、性状等。

病情记录要求准确、详细、及时。每次观察后，应将观察结果及时记录在护理记录单上，包括观察时间、观察项目、观察结果、采取的护理措施等。同时，要保持记录的连续性，方便医生查看和了解患儿的病情变化。

七、心理支持与家属宣教

护理人员要理解家长的担忧和焦虑，耐心倾听家长的诉说，给予积极的回应和安慰。同时，护理人员应向家长介绍新生儿硬肿症的相关知识，包括病因、治疗方法、护理要点等，使家长对疾病有正确认知，减轻恐惧感。护理人员还应指导家长参与患儿的护理工作，鼓励家长多陪伴患儿，给予患儿温暖和关爱；教会家长如何正确抱持、喂养和护理患儿，以确保患儿出院后继续得到良好的照顾。

第十三节　毛细支气管炎的护理

一、毛细支气管炎概述

毛细支气管炎主要发生在婴幼儿时期，多见于 2 岁以下儿童。该病多由病毒感染引起，导致毛细支气管发炎、充血、水肿及黏液分泌增多，从而引起通气障碍。临床表现主要为咳嗽、喘息、气促等症状，严重时可导致呼吸衰竭，危及患儿生命。因此，对毛细支气管炎患儿的护理工作尤为重要。

二、病情评估与记录

在护理毛细支气管炎患儿时，首先需要对患儿的病情进行全面评估。评估内容包括患儿的生命体征、咳嗽和喘息程度、精神状态等。同时，还需关注患儿是否有发热、呼吸困难等伴随症状。

在评估过程中，护理人员应详细记录患儿的各项指标，以便及时发现病情变化并采取相应的护理措施。记录内容包括体温、呼吸、心率等生命体征的监测数据，以及咳嗽、喘息等症状的观察结果。此外，还需记录患儿的治疗方案、用药情况及不良反应等信息。

三、呼吸道护理与观察

护理人员应保证患儿呼吸道通畅，定期为患儿翻身、拍背，以促进痰液排出。对于痰液黏稠、不易咳出的患儿，可采用雾化吸入、吸痰等方法进行干预。同时，护理人员应密切观察患儿的呼吸状况，注意呼吸频率、深度和节律的变化。如发现患儿出现咳嗽剧烈、呼吸困难等症状，应及时报告医生，并遵医嘱采取相应的护理措施。

四、药物治疗与监督

护理人员应遵医嘱给予患儿抗病毒药、抗炎药、止咳药、平喘药等药物，并注意观察药物疗效及不良反应。在给药过程中，护理人员应确保药物剂量准确、用法正确，并注意观察患儿对药物的反应。对于可能出现的不良反应，如胃肠道不适、过敏反应等，护理人员应提前了解并采取相应的预防措施。

五、饮食调整与营养支持

对于毛细支气管炎患儿，建议给予清淡、易消化、富含营养的食物，如蔬菜、水果、瘦肉等。同时，应避免给予辛辣、油腻食物及其他刺激性食物，以免加重病情。对于食欲不振或进食困难的患儿，可采用少食多餐的方式，改善食物的口感，以提高患儿的食欲，增加营养摄入。

六、心理支持与情绪疏导

护理人员应以温柔、耐心的态度与患儿进行沟通，了解其需求和心理状况。通过讲解疾病知识、解释治疗过程及效果等方式，可以使患儿及家长对疾病有正确认知，减轻其恐惧感。同时，可采用玩游戏、听音乐等方式，转移患儿的注意力，缓解其紧张情绪。对于情绪较为激动的患儿，护理人员应给予关爱和安抚，通过拥抱、抚摸等方式，传递温暖和支持。同时，护理人员还需与家长保持良好的沟通，共同关注患儿的心理变化，为其提供全方位的护理支持。

七、家庭护理与健康教育

护理人员应向家长详细介绍患儿的病情、治疗方案及护理措施，并告知家长如何在家中为患儿进行日常护理。

在家庭护理方面，护理人员应告知家长保证患儿居住环境清洁、通风，避免接触过敏原和刺激性气体。同时，还应教会家长如何观察患儿的病情变化，如何协助患儿排痰、调整饮食等。在健康教育方面，护理人员应向家长普及毛细支气管炎的预防知识，如勤洗手、避免接触过敏原、加强锻炼等。此外，还应提醒家长定期带患儿进行体检，及时发现并处理潜在的呼吸道问题。

八、并发症预防与处理

毛细支气管炎患儿在治疗过程中可能出现多种并发症，如呼吸衰竭、心力衰竭等。因此，护理人员应密切观察患儿的生命体征和病情变化，及时发现并处理潜在的并发症。

对于呼吸衰竭的患儿，护理人员应遵医嘱给予氧气吸入、呼吸机辅助通气等治疗措施，同时，保证患儿呼吸道通畅，观察氧合状况的变化。对于心力衰竭的患儿，护理人员应严格控制输液速度和量，避免加重心脏负担。同时，还需密切监测患儿的心率、血压等生命体征，及时发现并处理心律失常、低血压等异常情况。

九、出院指导

对于即将出院的毛细支气管炎患儿，护理人员应给予其家长详尽的出院指导，确保家长能够在家中继续进行正确的护理和观察。首先，护理人员需要向家长强调患儿出院后继续观察病情的重要性，特别要注意咳嗽、喘息等症状的变化。其次，护理人员应告知家长如何在家中为患儿创造适宜的居住环境，如保持室内空气清新、避免接触过敏原等。同时，护理人员还需为患儿提供饮食指导，确保患儿饮食合理、营养充足。

第十四节　疱疹性口炎的护理

疱疹性口炎主要由单纯疱疹病毒引起，导致口腔黏膜出现水疱、溃疡等。患儿常因疼痛而哭闹不安，影响进食和日常生活。因此，对疱疹性口炎患儿进行正确的护理尤为重要。以下将从几个方面详细介绍儿童疱疹性口炎的护理措施。

一、保持口腔清洁

保持患儿口腔清洁是疱疹性口炎护理的基础。家长应定期为患儿进行口腔清洁，患儿应使用温和的漱口水或生理盐水漱口，以减少病菌滋生，防止感染。同时，要避免使用刺激性强的洗漱用品，以免加重口腔黏膜的损伤。

二、局部用药

局部用药可以有效缓解疱疹性口炎患儿的疼痛和不适。医生会根据患儿的年龄和病情，开具适合的抗病毒药膏或喷雾剂。家长应遵医嘱为患儿涂抹药膏或喷洒喷雾剂，以促进口腔黏膜修复、减轻疼痛。

三、饮食调整与护理

疱疹性口炎患儿常因口腔黏膜损伤而影响进食。家长应根据患儿的喜好调整其饮食结构，提供营养丰富、易于消化的食物。同时，要避免给患儿食用辛辣食物及其他刺激性食物，以免加重疼痛和不适感。

在护理方面，家长应注意患儿的饮食卫生，避免食物残渣留在其口腔内，加重感染。此外，家长还应鼓励患儿多喝水，以保持口腔湿润，减轻疼痛和不适感。

四、增强抵抗力

增强患儿的抵抗力是预防疱疹性口炎复发的关键。家长应保证患儿有充足的睡眠和休息时间，避免过度劳累。同时，要合理安排患儿的饮食，保证营养均衡，增强免疫力。此外，家长还可以带患儿进行适当的户外活动，接受阳光照射，促进体内维生素 D 的合成，帮助增强抵抗力。

五、监测体温变化

疱疹性口炎患儿可能伴有发热症状，因此监测体温变化尤为重要。家长应定期为患儿测量体温，并注意观察体温的变化趋势。如发现患儿体温持续升高或波动较大，应及时就医，遵医嘱进行退热治疗。

六、遵医嘱用药

家长应严格遵医嘱为患儿用药，不可随意更改剂量或停药。若使用抗病毒药物，家长应了解药物的不良反应和使用时的注意事项，如有疑虑应及时咨询医生。同时，家长要密切观察患儿用药后的反应，如有不良反应要及时就医。

七、保持室内空气流通

保持室内空气流通有助于减少病菌滋生和传播。家长应定期开窗通风，保持室内空气新鲜。同时，要避免让患儿接触其他感染源，如患有疱疹性口炎的成人或其他儿童，以免交叉感染。

八、观察口腔状况

在疱疹性口炎的治疗和护理过程中，家长应密切观察患儿口腔状况的变化。如患儿口腔内水疱数量减少、疼痛减轻、进食状况改善，则表明病情正在好转。如患儿口腔内水疱数量增多、疼痛加剧或出现其他异常症状，应及时就医，以便医生根据病情调整治疗方案。

第十五节　早产儿的护理

一、早产儿的特点

早产儿是指出生时胎龄未满37周的新生儿，由于提前离开母体，其生理功能尚未发育完全，因此，具有一系列独特的生理特点和护理需求。

早产儿主要有以下特点：①体温调节能力较差，容易受外界环境影响；②呼吸系统发育不成熟，容易出现呼吸困难和呼吸暂停；③吸吮能力较弱，消化系统功能不完善；④免疫功能低下，易感染疾病；⑤神经系统发育不成熟，反应迟钝。

为了满足早产儿的特殊需求，护理工作必须更加细致、周到。在护理过程中，需要密切关注早产儿的生命体征变化，及时发现并处理异常情况。同时，要根据早产儿的发育水平制订个性化的护理方案，以促进其健康成长。

二、保暖与体温调节

早产儿的体温调节中枢尚未发育完善，其皮下脂肪少，容易散热，因此需要做好保暖工作。

首先，要保证室内温度和湿度适宜，温度一般控制在24 ~ 26℃，湿度保持在55% ~ 65%。同时，要避免让冷风直接吹向早产儿，以免其受凉。在更换尿布或进行其他操作时，动作要快速而轻柔，避免长时间暴露其身体。

此外，对于出生体重极低的早产儿，可以使用保温箱或辐射台等设备进行保暖。在使用这些设备时，要注意设定适宜的温度，并定期检查设备的运行情况，确保早产儿处于安全的环境中。

三、营养与喂养指导

营养是早产儿生长发育的基础。早产儿的吸吮能力较弱，消化系统功能不完善，因此需要采用特殊的喂养方式。

对于能够自行吸吮的早产儿，可采用母乳喂养或配方奶喂养。在喂养过程中，要注意保持正确的姿势和适当的喂养速度，避免喂养速度过快或过慢导致其呛奶或消化不良。同时，要密切观察早产儿的吸吮和吞咽情况，如有异常，应及时处理。

对于不能自行吸吮的早产儿，可以通过鼻饲或静脉营养支持等方式进行喂养。在使用这些方式时，要注意严格遵照操作规程，确保喂养的安全性和有效性。同时，要定期评估早产儿的营养状况，根据需要调整喂养方式。

四、皮肤护理与清洁

早产儿的皮肤非常娇嫩，容易受到刺激和感染。因此，在护理过程中需要特别注意皮肤护理与清洁。

首先，要保证早产儿皮肤清洁、干燥。每天为其洗一次澡，应使用温和的婴儿洗浴用品，避免使用刺激性强的化学品。洗澡时要注意水温适宜，动作轻柔，避免损伤皮肤。其次，要定期为早产儿更换尿布和衣物，保证其臀部和会阴部清洁。在更换尿布时，要注意观察大便的性状和颜色，如有异常，应及时处理。同时，要避免使用粗糙的尿布或衣物，以免摩擦皮肤。

五、呼吸系统监护

早产儿由于呼吸系统发育不成熟，容易出现呼吸困难和呼吸暂停等问题。因此，在护理过程中需要密切关注早产儿的呼吸状况。在喂奶或喂药时，要注意避免其呛咳或误吸。对于呼吸道有痰液或呕吐物的早产儿，要及时清理其呼吸道，避免堵塞。

护理人员要定期观察早产儿的呼吸频率和深度。如发现呼吸困难、呼吸暂停等情况，应及时通知医生并采取相应措施进行处理。

六、预防感染与相关并发症

早产儿由于免疫功能低下，容易患感染性疾病。因此，在护理过程中需要特别注意预防感染与相关并发症。首先，要做好环境卫生保障工作。要保持室内空气流通，定期为病房和器具消毒，减少病菌滋生。同时，要限制人员出入，避免交叉感染。其次，要加强手卫生管理。在接触早产儿前后要洗手或使用手消毒液，避免病原体传播。如早产儿需要使用尿布或其他物品，要确保物品干净、无菌。

七、发展评估与干预

早产儿的发育水平较足月儿滞后，因此，需要对其进行定期的发展评估，并根据评估结果制订个性化的干预计划。

发展评估需要对早产儿的体格发育、神经发育、认知发育等方面进行评估。通过定期测量身高、体重、头围等，可以了解早产儿的体格发育情况；通过观察早产儿的动作、语言、认知等方面的表现，可以评估其神经和认知发育水平。

根据评估结果，可以为早产儿制订个性化的干预计划。例如，对于体格发育落后的早产儿，可以通过调整饮食和增加适当的运动来促进其生长发育；对于神经和认知发育滞后的早产儿，可以通过早期的康复训练和教育干预来帮助其赶上同龄儿的发育水平。

在干预过程中，护理人员需要与医生、康复师等专业人员密切合作，共同制订治疗方案并监测治疗效果。同时，要与家长建立良好的沟通机制，向家长普及早产儿护理和发育评估的知识，指导家长在家中为早产儿提供适宜的照护环境，促进早产儿健康成长。

八、家庭支持与指导

首先，护理人员要向家长普及早产儿护理的基本知识和技能，包括喂养、保暖、清洁、观察等方面的内容。通过讲解和示范，可以让家长了解如何正确地为早产儿提供照护，避免因护理不当而引起并发症。

其次，要为家长提供心理支持。早产儿的出现往往会给家长带来较大的心理压力和负担。护理人员要关注家长的情绪变化，及时给予安慰和鼓励，帮助家长建立信心，积极面对早产儿的护理和康复工作。

第十六节　新生儿窒息的护理

一、新生儿窒息原因与识别

新生儿窒息是指由于产前、产时或产后的各种原因，使胎儿缺氧而发生宫内窘迫或娩出过程中发生呼吸、循环障碍，导致出生后 1 分钟内无自主呼吸或未能建立规律呼吸，以低氧血症、高碳酸血症和酸中毒为主要病理生理改变的疾病。

窒息的原因复杂多样，包括母体疾病（如妊娠高血压综合征、子痫前期、子痫、急性失血、严重贫血、心脏病、急性传染病、肺结核等）、胎盘因素（如前置胎盘、胎盘早剥、胎盘功能不全等）、胎儿因素（如早产儿或巨大儿、宫内发育迟缓、先天畸形、胎位不正等），以及分娩过程中的因素（如头盆不称、宫缩乏力、使用高位产钳、胎头吸引器等）。

识别新生儿窒息的关键在于密切观察其临床表现。新生儿出生后，若出现皮肤青紫或苍白、呼吸微弱或不规律、心率减慢、肌张力松弛等症状，应高度警惕窒息的可能。一旦怀疑新生儿窒息，应立即进行初步复苏，并及时通知医生进行进一步处理。

二、紧急复苏措施

对于窒息新生儿，紧急复苏措施至关重要，主要包括：①保持呼吸道通畅，清理呼吸道分泌物；②建立呼吸，通过刺激足底、摩擦背部等方式诱发呼吸；③维持正常循环，通过胸外按压等方式恢复心脏功能；④给予吸氧治疗，纠正低氧血症和高碳酸血症。

在复苏过程中，应注意保持操作轻柔、迅速，避免过度刺激新生儿。同时，要密切观察新生儿的反应和病情变化，及时调整复苏措施。复苏成功后，应继续监测新生儿的生命体征，确保病情稳定。

三、呼吸道管理

呼吸道管理是新生儿窒息护理的重要环节。首先，要保证新生儿呼吸道通畅，及时清除呼吸道分泌物。对于分泌物黏稠的新生儿，可使用生理盐水或雾化吸入等方式进行湿化，以利于分泌物排出。要注意让新生儿保持适宜的体位，避免颈部弯曲或过度伸展，以免影响呼吸道的通畅。同时，要密切观察新生儿的呼吸状况，如有异常，应及时处理。

四、循环系统监测与支持

在循环系统支持方面，应根据新生儿的病情进行相应的处理。对于心率缓慢或血压低的新生儿，可通过输液、使用血管活性药物等方式进行干预。同时，要注意保持输液通道的通畅，避免药物外渗或血管损伤。

五、体温管理与保暖

要将新生儿置于温暖的环境中，保持室温适宜。对于低体重儿或早产儿，可使用保温箱或辐射台等设备进行保暖。注意包裹新生儿的衣物要柔软、保暖，避免包裹得过紧或过松。同时，要避免使用热水袋等直接热源，以免烫伤新生儿。

六、营养与喂养指导

对于能够自行吸吮的新生儿，可采用母乳喂养或配方奶喂养。在喂养过程中，要注意观察新生儿的吸吮和吞咽情况，如有异常，应及时处理。同时，要遵照按需哺乳的原则，避免过度喂养或喂养不足。

对于不能自行吸吮或消化功能较弱的新生儿，可采用鼻饲或静脉营养支持等方式进行喂养。在使用这些方式时，要注意遵守操作规程，确保喂养的安全性和有效性。

七、并发症预防与处理

新生儿窒息后容易出现一系列并发症，如吸入性肺炎、脑损伤、多器官功能衰竭等。因此，在护理过程中要特别注意预防和处理并发症。

要保证新生儿的呼吸道通畅，避免吸入性肺炎的发生。对于已患上吸入性肺炎的新生儿，应积极治疗，促进炎症消退。要密切观察新生儿的神经系统症状，如有异常，应及时通知医生进行进一步检查和处理。对于脑损伤的新生儿，可给予营养支持、康复训练等综合治疗措施。

八、心理支持与家庭护理

新生儿窒息不仅给患儿带来身体上的痛苦，也给家长带来巨大的心理压力。因此，在护理过程中要特别关注家长的心理状态，提供必要的心理支持。

同时，要向家长普及新生儿窒息的相关知识，包括病因、治疗、护理、预后等方面的内容，还应告知家长如何正确照顾和喂养患儿，帮助家长树立信心，积极面对患儿的康复过程。

在家庭护理方面，要强调家长的重要性，并提供具体的指导。家长需要创造一个安全、舒适、温馨的环境，让患儿感到放松和安心。在喂养、更换尿布、洗浴时，家长应根据医嘱和专业护理人员的建议进行操作，避免给患儿带来额外的刺激和伤害。

第十七节　先天性心脏病的护理

一、先天性心脏病概述

先天性心脏病，简称先心病，是指在胚胎发育时期由于心脏及大血管的形成障碍或发育异常而引起的解剖结构异常，或出生后应自动关闭的通道未能闭合的情形。先天性心脏病发生率不容小觑，占出生活婴的 0.6% ~ 1%，这意味着每 1000 名新生儿中就有 6 ~ 10 名患有先天性心脏病。因此，对于先天性心脏病患儿的护理显得尤为重要。

先天性心脏病的种类繁多，其临床表现主要取决于心脏畸形的大小和复杂程度。如果心脏畸形复杂而严重，患儿在出生后不久即可出现严重症状，甚至会有生命危险。需要注意的是，如果心脏畸形简单（如室间隔缺损、动脉导管未闭等），患儿在早期可能没有明显症状，但疾病仍然会发展，如果不及时诊治，很可能会失去手术机会。

二、病情评估与监测

在护理先天性心脏病患儿时，首要任务是进行病情评估与监测。这包括观察患儿的心率、血压、呼吸等生命体征，以及注意患儿是否出现呼吸困难、胸闷、心悸等症状。同时，还需关注患儿的生长发育情况，以及是否存在其他并发症。

为了准确评估病情，护理人员需要定期为患儿进行体格检查和必要的辅助检查（如超声心动图等）。这些检查可以帮助护理人员了解患儿的心脏功能、结构异常以及血流动力学改变等情况，为制订个性化的护理方案提供依据。

三、日常生活护理

首先，要确保患儿有充足的休息和睡眠时间，避免过度劳累和剧烈运动。其次，要保证患儿生活环境清洁、安静，以减少不良刺激。此外，还需做好患儿的保暖和防晒工作，以预防感冒和其他感染。

在饮食方面，要根据患儿的病情和年龄制订合适的饮食计划。对于年龄较小的患儿，可采用母乳喂养或配方奶喂养；对于年龄稍大的患儿，可选择营养丰富、易消化的食物，避免摄入刺激性食物。

四、饮食与营养指导

要确保患儿摄入足够的热量和蛋白质，以满足其生长发育的需要。对于年龄较小的患儿（已添加辅食），可以选择富含优质蛋白质的食物，如瘦肉、鱼类、蛋类等；对于年龄稍大的患儿，可以增加大豆类、坚果类等高植物性蛋白食物的摄入。同时，要注意补充维生素和矿物质。先天性心脏病患儿往往缺乏维生素和矿物质，因此，需在日常饮食中增加新鲜蔬果等富含维生素和矿物质的食物。

五、心理支持与关怀

护理人员要主动与患儿沟通，通过温暖的话语和亲切的态度，让患儿感受到关爱和支持。同时，要引导患儿保持积极、乐观的心态。通过讲解成功治疗案例、带领患儿参与康复活动等方式，可以帮助患儿树立战胜疾病的信心。

此外，还要关注患儿家长的心理状态。护理人员应与患儿家长保持良好沟通，解答家长的疑虑和困惑，帮助家长更好地照顾和支持患儿。

六、并发症预防与处理

先天性心脏病往往容易引起多种并发症，如心力衰竭、心律失常、感染性心内膜炎等。因此，在护理过程中，护理人员需要密切关注患儿的病情变化，及时发现并处理并发症。

对于心力衰竭患儿，需密切观察其呼吸、心率等生命体征的变化，及时调整治疗方案和护理措施。对于心律失常患儿，需定期监测心电图，遵医嘱给予抗心律失常药物治疗。对于感染性心内膜炎患儿，需加强抗感染治疗，同时保证患儿口腔和皮肤清洁。护理人员还需注意预防患儿出现肺部感染、营养不良等并发症。通过加强对患儿的生活护理、合理地进行饮食调整等，可以降低并发症的发生率。

七、药物治疗与护理

先天性心脏病患儿通常需要接受药物治疗以控制病情、缓解症状或预防并发症。在药物治疗过程中，护理人员需要严格遵医嘱为患儿使用药物，并注意观察药物的疗效和不良反应。对于年龄较小或无法自主服药的患儿，可使用喂药器或采用将药物溶解后喂服的方式。同时，要告知患儿家长正确储存和使用药物的方法，避免药物过期或误用。对于需要长期服用药物的患儿，要定期为其进行体格检查和辅助检查，以评估药物的治疗效果。同时，要注意观察患儿是否出现药物过敏、肝肾功能损害等不良反应，一旦发现异常，需及时报告医生并调整治疗方案。

八、术后康复与随访

部分先天性心脏病患儿需要接受手术治疗以改善心脏功能或纠正解剖结构异常。在术后康复阶段，护理人员需要为患儿提供全面的护理和支持。

首先，要确保患儿术后得到充分的休息和营养支持。要根据医生的建议，为患儿制订合适的饮食计划，确保其摄入足够的营养以促进术后恢复。同时，要关注患儿的睡眠状况，确保患儿有足够的休息时间。

其次，要密切关注患儿术后的病情变化。要密切观察患儿的心率、血压、呼吸等生命体征，以及伤口的愈合情况。如发现异常，应及时报告医生并采取相应措施。

再次，心理支持和康复锻炼同样重要。术后患儿可能会因为身体不适和手术带来的心理压力而感到焦虑或恐惧。护理人员应耐心倾听患儿的倾诉，给予鼓励和安慰，帮助患儿树立信心。同时，要根据患儿的恢复情况，制订合适的康复锻炼计划，逐步提高患儿的活动能力。

最后，定期随访是确保患儿病情稳定和预防并发症的关键。在患儿出院前，护理人员应详细交代随访的重要性，并告知家长如何与医生保持联系。随访内容包括了解患儿的心脏功能、评估恢复情况、调整治疗方案等。通过定期随访，护理人员可以及时发现并处理可能出现的问题，确保患儿得到持续的治疗和关爱。

第十八节　尿布皮炎的护理

一、尿布皮炎的表现及成因

尿布皮炎，也称尿布疹或婴儿红臀，是婴儿期常见的皮肤问题。其主要表现为臀部皮肤发红、肿胀，有时伴有皮疹、糜烂，给婴儿带来不适。尿布皮炎的成因多种多样，主要包括以下方面。

1. 尿布更换不及时：婴儿尿布长时间不换，导致尿布内潮湿、闷热，尿液和粪便中的刺激物长时间接触婴儿皮肤，从而引发尿布皮炎。

2. 尿布材质不当：尿布材质粗糙、不透气，或者含有刺激性化学成分，可能引起婴儿皮肤敏感，进而诱发尿布皮炎。

3. 清洁不到位：婴儿臀部清洁不彻底，残留尿液、粪便等污物，容易滋生细菌，导致皮肤感染，从而诱发或加重尿布皮炎。

4. 饮食因素：某些食物成分可能导致婴儿腹泻或大便性状改变，增加尿布内刺激物含量，从而诱发或加重尿布皮炎。

二、日常清洁与干燥保持

保持婴儿臀部清洁、干燥是预防和治疗尿布皮炎的关键措施。家长在护理过程中应注意以下几点。

1. 每次更换尿布时，用温水轻轻清洗婴儿臀部，避免使用刺激性强的肥皂或洗液。清洗后用柔软的毛巾轻轻擦干，避免摩擦皮肤。

2. 更换尿布前，确保婴儿臀部完全干燥。可以使用柔软的纸巾擦干或使用吹风机（低档、远距离）进行烘干，但需注意避免烫伤。

3. 在更换尿布时，可以适当让婴儿臀部裸露在空气中，有助于保持臀部皮肤干燥。

三、尿布选择与更换技巧

1. 选择透气性好、吸水性强、柔软舒适的尿布。避免使用含有刺激性化学成分的尿布，以减少对婴儿皮肤的刺激。

2. 根据婴儿的大小和排尿量选择合适尺寸的尿布。尿布过紧或过松都可能影响透气性和舒适度，增加尿布皮炎的发生风险。

3. 尿布更换要及时。家长应密切观察婴儿的排尿和排便情况，一旦发现尿布湿润或被污染，应立即更换。特别是，在婴儿大便后，无论尿布是否湿润，都应进行更换。

四、护理产品选用建议

1. 选用温和的、不含有害添加剂的婴儿护肤产品。避免使用成人护肤品或含有酒精、香精等刺激性成分的产品。

2. 在使用新的护理产品前，先在婴儿手臂内侧或耳后等敏感部位进行小面积试用，观察是否出现过敏反应。如出现红肿、瘙痒等症状，应立即停止使用。

3. 根据尿布皮炎的严重程度选择合适的护理产品。对于轻度尿布皮炎，可使用含有氧化锌等成分的护理霜进行局部涂抹；对于重度尿布皮炎，应在医生指导下进行药物治疗。

五、饮食调整与营养支持

1. 对于母乳喂养的婴儿，母亲应注意饮食卫生和营养均衡，避免摄入过多油腻、辛辣食物及其他刺激性食物。同时，应注意观察婴儿大便性状和次数，如有异常，应及时就医。

2. 对于配方奶喂养的婴儿，家长应选择适合婴儿月龄和健康状况的奶粉，避免频繁更换奶粉品牌或类型。同时，注意控制奶粉的浓度和喂养量，避免过度喂养导致消化不良。

3. 在添加辅食时，应遵照循序渐进的原则，逐步引入新食物。注意观察婴儿对新食物的适应情况，如出现过敏反应，应立即停止添加并加强观察。

六、预防复发与日常保健

1. 保持婴儿居住环境清洁卫生，定期清洗和晾晒尿布、毛巾等用品。避免使用粗糙或不透气的布料做尿布材料。

2. 注意观察婴儿的皮肤变化，及时发现并处理湿疹、痱子等皮肤问题。如症状加重，应及时就医。

3. 培养良好的卫生习惯，为婴儿勤洗澡、勤换尿布等。

七、特殊情况应对策略

1. 如婴儿伴有发热、生脓疱等严重感染症状，应立即就医。切勿自行使用抗生素或激素类药物，以免加重病情或造成不良后果。

2. 如遇尿布过敏等特殊情况，应立即停止使用该品牌或类型的尿布，并尝试更换其他品牌或类型的尿布。同时，注意观察婴儿的皮肤反应，以及过敏症状是否缓解。

八、家长心理关怀与疏导

尿布皮炎是婴儿常见的皮肤问题，大多数情况下通过正确护理可以得到缓解。家长不必过度担心或自责，要相信自己的护理能力，并积极寻求医生的帮助。护理婴儿是一项烦琐而细致的工作，难免会遇到挫折和困难。家长要保持积极乐观的心态，不要将负面情绪传递给婴儿。可以通过与亲友交流、参加育儿讲座等方式，寻求建议和心理支持。

参考文献

[1] 管晓萍，张利岩，高艳红，等 . 流动医院全科护理管理模式在国际灾害救援中的应用 [J]. 解放军护理杂志，2008，25（22）：68–69.

[2] 梁桂珍 . 基于基层医院综合护理的全科护理意识应用体会 [J]. 世界最新医学信息文摘， 2015，15（55）：119–120.

[3] 罗艳，陈卓 . 浅论急性支气管炎的护理方法与护理效果观察 [J]. 中国卫生标准管理，2016，7（12）：225–227.

[4] 克卢威尔 . 实用呼吸系统疾病护理 [M]. 鲍芳，译 . 北京：人民军医出版社，2009.

[5] 喻媛，刘珊，邹平 . 疼痛护理在常见消化系统疾病患者中的应用效果 [J]. 中国当代医药， 2019，26（27）：184–186.

[6] 张芳 . 实用小儿消化系统疾病护理手册 [M]. 南京：东南大学出版社，2011.

[7] 史淑杰 . 神经系统疾病护理指南 [M]. 北京：人民卫生出版社，2013.

[8] 沈梅芬，徐凤 . 神经系统疾病护理实践手册 [M]. 北京：清华大学出版社，2015.

[9] 冯小君 . 泌尿系统疾病病人护理 [M]. 杭州：浙江大学出版社，2018.

[10] 左月燃 . 泌尿生殖系统疾病病人护理 210 问 [M]. 北京：科学技术文献出版社，2001.

[11] 潘娟，徐玉兰 . 血液系统疾病护理研究热点分析 [J]. 护理学杂志，2022，37（24）：22–25.

[12] 马新娟 . 血液系统疾病护理规范 [M]. 北京：中国协和医科大学出版社，2022.

[13] 刘文莉 . 优质护理对血液系统疾病患者不良情绪和治疗依从性影响 [J]. 实用临床护理学电子杂志，2019，4（40）：160.

[14] 张新梅，田召焕，张晓玲，等 . 儿科常见病的护理与健康教育 [M]. 广州：中山大学出版社，2013.

[15] 刘敏茹 . 儿科常见病护理及健康教育手册 [M]. 西安：世界图书出版西安有限公司，2012.

[16] 王丽芹，池迎春，陈叶蕾，等 . 儿科护理细节管理 [M]. 北京：科学出版社，2017.